T0182639

Dale vida a tu cerebro

Raquel Marín es neurocientífica y acreditada catedrática de Fisiología en la Universidad de La Laguna (Tenerife). Se doctoró en Biomedicina en la Universidad Laval de Quebec y ha dedicado su vida a la investigación científica, en particular a las enfermedades del cerebro en el envejecimiento. Tiene una amplia bibliografía científica y también ha consagrado parte de su actividad a la divulgación de la salud cerebral. Es autora de 87 publicaciones científicas internacionales y ha sido ponente invitada en una treintena de congresos del ámbito internacional. Además, ha impartido numerosas conferencias divulgativas en centros académicos, museos y centros de salud.

Ha recibido el Premio a la Mujer Investigadora en Biomedicina en la Universidad Laval (Canadá), el Premio de Investigación Agustín de Bethencourt de la Fundación CajaCanarias, la Medalla Europea al Trabajo de Economía y Competitividad, y la Medalla de Honor del Instituto de Ciencias Forenses de Barcelona.

En su página web www.raquelmarin.net escribe un blog de divulgación sobre el cerebro y la nutrición, en el que aporta recetas neurosaludables.

Dale vida a tu cerebro

Raquel Marín

rocabolsillo

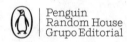

Primera edición en Rocabolsillo: mayo de 2024

Printed in Spain – Impreso en España

ISBN: 978-84-19498-72-4
Depósito legal: B-4.400-2024

Impreso en Novoprint
Sant Andreu de la Barca (Barcelona)

RB 9 8 7 2 4

A la memoria de mi padre, Juan,
fiel e incondicional amante de mis escritos,
desde mi primer cuento a los cinco años,
hasta mis más indigestos artículos científicos.
A ti, querido papá.

Índice

Por qué te conviene leer este libro 11

1. **EL CEREBRO ES FASCINANTE**
La bienvenida al cerebro 13
Es más grande de lo que parece 14
Se cotiza caro en el mercado energético 15
Está lleno de grasa 15
El cerebro es mal productor de su propia grasa 17
¿Por qué es tan graso el cerebro? 18
Hay alguien charlando en mi cabeza: las neuronas 19

2. **DISTINGUIR NEUROMITOS Y NEUROHITOS**
¿Uso solo un 10 por ciento de mi capacidad
como cerebro? 21
¿Qué es el «mini-yo» que me hace tan especial? 22
¿El cerebro sigue creciendo en la etapa adulta? 24
¿Tenemos el mismo cerebro que nuestros antepasados? 26
¿El cerebro duele? 29
Cerebro femenino y cerebro masculino. ¿Distintos o
gemelos de dos planetas? 30
¿Soy cerebro de actividad izquierda o derecha? 35
¿El alcohol mata las neuronas? 38
Bostezar para enfriar el cerebro 40

3. **LA SALUD DE LA CABEZA EMPIEZA EN EL INTESTINO**
Escucha la voz de tus entrañas: El segundo cerebro 43
El intestino está lleno de microorganismos 45

Los microorganismos intestinales son fundamentales
para la salud mental 49
El estado del intestino determina el desarrollo cerebral 50
¿Te falla la memoria? Quizás has olvidado comer bien 52
¿Te sientes deprimido? La culpa es de tus tripas 54
Intestino equilibrado para un sueño reparador 55
Los desequilibrios del intestino producen fallos en la mente .. 57
Probióticos, antibióticos y trasplantes fecales para
combatir el alzhéimer y el párkinson 59

4. TIENES UN INVITADO A COMER: EL CEREBRO
El cerebro no come de todo 61
Vitaminas del complejo B (B1, B6, B9 y B12)
y vitamina D, esenciales para la actividad cerebral 81
Vitamina B9 (o ácido fólico) 82
Microminerales para el cerebro 85
Nutrientes para fabricar los neurotransmisores 88
Nunca digas «adiós» a la grasa 93
La alimentación necesaria para una cabeza saludable 103
Dietas selectivas y su impacto en el cerebro. Ayuno,
mediterránea, occidental, paleolítica, sin gluten y vegana .. 114
Pautas dietéticas para el cerebro durante la menopausia 130

5. UN CEREBRO JOVEN TODA LA VIDA
¿Cómo envejece el cerebro? 136
¿Cómo prevenir el envejecimiento cerebral? 140
Cuida el estilo de vida y el cerebro vivirá con estilo 147

6. RECETAS CEREBRALES
La lista de la compra cerebral 153
Recetas de cocina buenas para el cerebro 156

Glosario 197
Componentes neurosaludables. ¿Dónde encontrarlos? 203
El atlas cerebral 213
Bibliografía 215

Por qué te conviene leer este libro

«Cuando la alimentación del cerebro es mala, la medicina no funciona.
Cuando la alimentación del cerebro es buena,
la medicina no es necesaria.»

Basado en un proverbio ayurveda
de medicina tradicional hindú.

*L*a esperanza de vida ha aumentado en más de diez años en el último siglo, por lo que es muy probable vivir hasta los 85 años. Para que la longevidad venga acompañada de una buena calidad de vida necesitamos que el cerebro funcione de manera óptima. Mantener el cerebro joven para siempre es factible. Para ello es fundamental conocer mejor cómo funciona, se nutre y envejece.

¿Sabías que el cerebro es el segundo órgano más graso del cuerpo? ¿Eres consciente de que su jornada laboral es de veinticuatro horas al día y nunca descansa? ¿Sabías que ha acelerado su desarrollo en el último siglo? ¿Conoces los factores perjudiciales que lo hacen envejecer más rápidamente? ¿Sabías que la depresión, ansiedad, insomnio y muchas enfermedades de la mente dependen de las bacterias del intestino? ¿Sabías que las tripas son el segundo cerebro? ¿Has pensado que las dietas selectivas como la comida rápida, la dieta vegana, sin gluten o paleolítica pueden modificar la actividad del cerebro? ¿Sabías que el consumo moderado de alcohol protege al cerebro? ¿Te has planteado que cuando bostezas refrigeras la cabeza? ¿Conoces cómo contrarrestar los posibles efectos perjudiciales de la menopausia en la memoria?

Este libro te da respuestas sencillas y amenas sobre las fascinantes características del cerebro, basadas en trabajos científicos actuales, fidedignos y recientes, al alcance de todos los públicos. También te proporcionará pautas nutricionales y de estilo de vida para mantenerte en pleno rendimiento intelectual y emocional. Además, descubrirás cuáles son los nutrientes y alimentos saludables para la mente, y te sugeriré recetas culinarias sencillas, elaboradas con ingredientes asequibles para una excelente salud cerebral toda la vida. Las regiones del cerebro que se mencionan a lo largo del texto están recogidas en un «atlas cerebral» para ubicarlas en la cabeza. Asimismo, encontrarás un glosario de conceptos específicos referenciados. Las pautas y recetas se puntúan con un «cerebrómetro», es decir, un baremo de alimentos o actividades que añaden puntos positivos y otras que restan. ¡Un carnet cerebral por puntos!

La salud del cerebro depende en gran parte de ti. Conociendo más sobre salud y nutrición cerebral tendrás mayor libertad y criterio para establecer tu propio estilo de vida con el cerebro feliz y en forma para siempre. Este libro te servirá de guía para conseguirlo.

1

El cerebro es fascinante

«El cerebro, mi segundo órgano favorito.»

WOODY ALLEN

La bienvenida al cerebro

*E*l cerebro es un órgano situado dentro del cráneo, lo que denominamos de manera genérica «cabeza» (ver pliego de fotos, ilustración 1). Como aquí se verá, está lleno de grasa, consume mucho oxígeno y está permanentemente activo, incluso durante el sueño. Este órgano encierra un fascinante mundo de características en muchos casos desconocidas.

El cerebro pasa más desapercibido que otros órganos que se hacen notar bastante, como los músculos (porque siempre están de moda y tienen derechos de imagen) y el corazón (porque no puede fallar nunca y ocupa las portadas de las revistas). Sin embargo, es el que indirectamente controla los latidos del corazón y el movimiento de los músculos. Se usa para casi todo: respirar, regular el apetito, coordinar los sentidos, la voluntad, la memoria, el aprendizaje, divertirse, emocionarse, reflexionar, imaginar, ilusionarse. Es también el centro regulador del estado anímico y del enamoramiento. Sin pretender cerebralizar la identidad personal, la actividad cerebral interviene en lo que eres y haces.

Durante mucho tiempo fue un gran desconocido y se extendieron dogmas sin fundamento científico («neuromitos»).

Por fortuna, se han efectuado avances neurocientíficos espectaculares que hacen del cerebro un órgano fascinante y sorprendente, que cada vez despierta más interés. Además, a medida que se avanza en el estudio, más evidencias demuestran lo importante que es el intestino en la actividad cerebral. Las tripas pueden ser las aliadas de la cabeza o el peor enemigo.

Contamos con una inevitable impronta genética y un contexto medioambiental que pueden inducir neuropatologías. No obstante, si conocemos mejor lo que el cerebro representa, su nutrición, función y envejecimiento llegaremos a la convicción de que se puede contribuir a mantener el cerebro sin canas ni arrugas hasta los 95 años.

A continuación se exponen características y peculiaridades del cerebro. Espero que lo pases bien con este asombroso órgano. En mi página web www.raquelmarin.net encontrarás otra información actualizada de aspectos novedosos del estudio del cerebro. Si decides visitar la página, confío en que te resulte interesante y divulgativa.

Es más grande de lo que parece

El cerebro pesa aproximadamente 1,5 kilos en el hombre adulto y un poco menos (unos 1,3 kilos) en la mujer. Ello no quiere decir que la mujer tenga menos «capacidad cerebral». El peso del cerebro no determina la inteligencia.

Si comparamos el cerebro humano con el de los grandes mamíferos como la ballena o el elefante se comprueba que pesa aproximadamente tres kilos menos. Sin embargo, al calcular la proporción del peso cerebral respecto al resto del cuerpo se concluye que representa aproximadamente un 2 por ciento del total, tanto en hombres como en mujeres. Cuando se hace ese mismo cálculo en el caso de una ballena o de un elefante, se puede deducir que el del humano es unas veinte veces más pesado en relación al total del peso corporal. El cerebro del humano es el de mayor peso en proporción con el peso total del cuerpo que existe en mamíferos. Sin embargo, no es uno de los órganos más pesados del cuerpo. Incluso la piel y los microorganismos del intestino por sí solos pesan más de dos kilos, lo cual es más que el peso del cerebro.

Otra característica particular del cerebro es su superficie. Si bien tiene una extensión aparente de medio metro cuadrado, si lo extendiéramos como si fuera una tela comprobaríamos que mide cerca de dos metros cuadrados, el equivalente de un mantel de mesa para seis comensales. Ello es debido a la gran cantidad de pliegues (circunvoluciones), fisuras y surcos menos profundos que presenta, lo que le hacen ocupar más superficie en menos espacio y poder encajar así dentro del cráneo. ¿Te imaginas lo que sería su superficie extendida en un cráneo encima del cuerpo? Ni el peso ni la superficie permitirían sujetar el cuello y mucho menos permitir el giro.

Se cotiza caro en el mercado energético

El cerebro consume aproximadamente el 20 por ciento de la energía metabólica generada en el cuerpo. Sería el equivalente a decir que el 2 por ciento de la población de un país consume el 20 por ciento del presupuesto energético. ¡El cerebro es un gran consumidor de energía metabólica!

Este gasto se debe a que las neuronas del cerebro son muy activas, incluso al dormir, y por ello consumen el 20 por ciento del total del oxígeno de nuestro cuerpo. Como el oxígeno circula por la sangre, comprenderás que el cerebro dispone a su vez de una gran red de vasos sanguíneos que llegan a medir unos 100.000 kilómetros. ¡La longitud suficiente para dar la vuelta al mundo más de una vez!

El cerebro necesita unos setenta litros de oxígeno al día. Si se quedara sin oxígeno durante unos segundos, podrías quedar inconsciente. Si fueran unos pocos minutos podría sufrir pérdidas permanentes de alguna de sus funciones. Con más de diez minutos, el deterioro podría ser irreversible. Esta es la razón por la que puedes sentir una mayor presión en la cabeza, o incluso cefaleas o mareos en ambientes poco ventilados o con oxígeno ambiental empobrecido. La buena ventilación pulmonar es una gran aliada del cerebro.

Está lleno de grasa

El cerebro es el órgano más graso de tu cuerpo, junto con la grasa subdérmica, esa que pierdes al adelgazar. La grasa cerebral representa un 60 por ciento del total de su estructura. El cerebro, sin embargo, no adelgaza ni engorda ingiriendo más o menos kilocalorías. ¡Nunca te quedará el cráneo holgado si adelgazas! El otro gran componente es el agua. Está fundamentalmente compuesto de grasa y agua. Por esta razón su textura es blanda y gelatinosa.

Te conviene saber que el cerebro no se nutre con cualquier cosa. Su alimento energético fundamental es la glucosa, un azúcar sencillo abundante en las frutas y verduras que circula por nuestra sangre para alimentar todas las células de nuestro organismo. Cuanto más activa sea una célula, como es el caso de la neurona, más glucosa necesitará metabolizar para obtener la energía que precisa para su actividad. Es importante tener en cuenta que la glucosa no es el equivalente del azúcar refinado que se utiliza para endulzar los alimentos de manera industrial y que, por el contrario, no puede consumirse por las neuronas. En la sección «El cerebro no come de todo» se indican con más detalle los nutrientes que el cerebro necesita.

La abundante grasa que posee no se suele utilizar como fuente de energía, excepto en situaciones en las que no consigue energía suficiente de la glucosa circulante. Si bien la glucosa es el alimento fundamental, en algunos casos, como cuando se hace ejercicio intenso, las neuronas pueden usar también otras moléculas energéticas, como el **lactato**.[1] El lactato es un compuesto resultante de la fermentación láctica efectuada en el intestino por bacterias *Lactobacillus*. Además, durante el desarrollo cerebral, el ayuno o dietas hipocalóricas, en las que tenemos bajo consumo de glucosa, las neuronas también usan **cetonas** (compuestos derivados del metabolismo de grasas) como combustible metabólico.

No obstante, la grasa de la que el cerebro dispone es «grasa estructural o funcional», que contribuye al mantenimiento de su estructura tanto en el cuerpo de las neuronas como en los nervios. Este tipo de grasa es además imprescindible para su correcto funcionamiento y necesita incorporarse en el alimento, ya que se

---

1. Los términos resaltados así en negrita dentro del texto se ilustran en el Glosario que se inicia en la página 197.

trata en muchos casos de grasas esenciales que el cerebro no fabrica. Como ejemplo, los ácidos grasos poliinsaturados precisan para su producción de una maquinaria metabólica compleja que no está presente en el cerebro, por lo que estos ácidos grasos deben adquirirse con la dieta adecuada. Estos aspectos se comentan en el capítulo «Tienes un invitado a comer: el cerebro».

El cerebro es mal productor de su propia grasa

A pesar de su alto contenido en grasa, las células del cerebro no son eficaces en su producción. Algunas de esas grasas son esenciales, por lo que se deben incorporar a la dieta. Una vez ingeridas, el hígado contribuye a metabolizarlas para integrarlas en la estructura cerebral. Las grasas esenciales son fundamentalmente ácidos grasos insaturados de diversos tipos. Entre estas grasas insaturadas se mencionan a menudo los ácidos grasos tipo «omega». En particular, los omega-3, omega-6 y omega-9 son los que más popularidad han adquirido por sus propiedades beneficiosas para la salud cardiovascular y para la visión.

¿Sabías que en el cerebro el 50 por ciento del total de las grasas son insaturadas tipo omega-3 y omega-6? Sobre todo el omega-3, que es el más abundante en el cerebro y el más deficitario en la dieta occidental actual. Encontramos los omega-3 en los pescados grasos como el atún, el salmón, la caballa y la sardina, y en las algas comestibles. Los omega-6 están en el aceite de soja, girasol, maíz, nuez y colaza, en los huevos, lácteos y carnes rojas. El aguacate, el aceite de oliva, las almendras y las nueces son ricos en omega-9.

El colesterol y las grasas saturadas son otras «herramientas» lipídicas para el cerebro que, a pesar de ser muy impopulares por el riesgo de enfermedades cardiovasculares, representan un gran porcentaje de la composición cerebral. Son imprescindibles para su actividad. A diferencia de las grasas insaturadas esenciales, el cerebro produce colesterol, si bien también puede funcionar mal si tiene carencias de esta grasa.

El sistema nervioso precisa de la grasa apropiada
para efectuar todas las actividades que desempeña.

El cerebro envejece y se deteriora antes de tiempo si tiene déficits en las grasas esenciales. De hecho, para leer estás utilizando ahora mismo tus centros cerebrales, y los ácidos grasos esenciales están contribuyendo a su memorización.

En el capítulo «Nunca digas adiós a la grasa» se tratará este tema con más detalle. Además, dispones de una Tabla de referencia de las grasas neurosaludables, y en qué alimentos encontrarlas.

¿Por qué es tan graso el cerebro?

El cerebro es como un gran centro de operaciones al que llega información, se procesa y convierte en respuestas que se efectúan en otros órganos (como por ejemplo los músculos). Así, tanto el cerebro como el resto del sistema nervioso al que pertenece están optimizados para ejercer labores de coordinación y comunicación. A modo de ejemplo, recibe información sobre cambios en la temperatura corporal o la presión sanguínea, integra la posible regulación y envía respuestas sobre la acción a efectuar, como puede ser aumentar la sudoración o reducir el latido cardíaco.

De manera peculiar, la grasa funcional del cerebro es imprescindible para que las células de las que está formado (fundamentalmente las neuronas) puedan ejercer la función de comunicarse entre ellas, transmitir esa información a fin de poder coordinar la respuesta adecuada para cada estímulo que el sistema nervioso recibe. En particular, las grasas son abundantes en las membranas de las neuronas, es decir, la capa que las recubre y ejerce funciones de comunicación. Sin la grasa suficiente, el cerebro se quedaría mudo, no sería capaz de integrar la información para poder efectuar las respuestas adecuadas. También sería deficitario en sus funciones cognitivas, de aprendizaje, de los circuitos de las emociones, en definitiva, en el amplio abanico de funciones que efectúa. Un ejemplo de la importancia de la grasa en el desarrollo cerebral está en las secuelas irreversibles que produce la desnutrición infantil. La deficiencia en grasas esenciales durante los primeros años de vida puede provocar déficit cognitivo y retraso mental irreversibles. ¡Nunca digas adiós a la grasa que el cerebro necesita!

A continuación se comenta por qué es importante la grasa cerebral. Una pista: Sin electricidad no podrías leer este libro, y no por la falta de iluminación, sino porque las neuronas del cerebro se comunican por impulsos electroquímicos.

Hay alguien charlando en mi cabeza: las neuronas

Las grandes charlatanas del cerebro son las **neuronas**. Tenemos aproximadamente 85.000 millones de neuronas (con el permiso de los astrofísicos, más neuronas que estrellas en la Vía Láctea). Las neuronas se comunican entre ellas a través del gran número de conexiones que desarrollan. Las conexiones se efectúan por prolongaciones ramificadas de la membrana del cuerpo neuronal (dendritas), que constituyen las áreas receptoras de la neurona y están en contacto con otras neuronas en miles de puntos distintos (ver pliego de fotos, ilustración 2). Cada neurona puede llegar a tener entre 5.000 y 10.000 conexiones con las vecinas, un gran éxito en redes sociales. Si sumamos el total de conexiones la lista de ceros es enorme: 42.500.000.000.000.000-85.000.000.000.000.000, es decir, 42.500 billones-85.000 billones.

La red de conexión entre las neuronas constituye una impresionante red de comunicación de unos mil kilómetros. Las neuronas no siempre hablan con la misma intensidad con sus vecinas, ya que existe una plasticidad neuronal (**plasticidad sináptica**) que hace que las conexiones sean dinámicas y se modifiquen en el espacio colindante. Desarrollan nuevas conexiones con las neuronas con las que establecen contacto (**sinapsis**), de acuerdo a los nuevos estímulos y la nueva información que reciban (ver pliego de fotos, ilustración 3). Otras veces, cuando se reduce el número o intensidad de los estímulos entre las neuronas, se reduce el número de conexiones sinápticas.

A lo largo del día recibimos un sinfín de estímulos y de información que el cerebro procesa; en consecuencia, la red de conexiones sinápticas entre las neuronas no es siempre la misma y la plasticidad del cerebro cambia.

Las neuronas se comunican entre ellas por impulsos eléctricos que se propagan a lo largo de su **axón** o fibra nerviosa, es decir, la prolongación de la membrana neuronal. El axón se proyecta fuera del cuerpo de la neurona, entrando en contacto o sinapsis con otras neuronas a veces ubicadas a largas distancias (decenas de centímetros). Este contacto del axón de una neurona con el cuerpo de otra neurona se establece a través de señales electroquímicas, como consecuencia del movimiento de cargas eléctricas positivas o negativas a lo largo del axón.

Cuando este proceso de sinapsis del axón de una neurona con el cuerpo de otra neurona se establece simultáneamente en la red neuronal, se genera una inmensa «conversación eléctrica». Hay científicos que afirman que cuando nos levantamos por la mañana generamos entre 10 y 23 watios de potencia, energía suficiente para encender una bombilla. Aunque sean impulsos electroquímicos imperceptibles, si se activaran todos los estímulos a la vez podrían provocar un sobrecalentamiento. ¿Y qué mejor aislante natural que la grasa para poder soportar semejante charlatanería eléctrica?

El cerebro contiene además otras células especializadas denominadas **oligodendrocitos** que actúan como aislantes eléctricos. Las membranas de estas células se enrollan alrededor de los axones de las neuronas, formando engrosamientos de gran contenido lipídico, en una estructura que se denomina **mielina**. La mielina es muy importante ya que aísla los nervios y permite que los impulsos eléctricos viajen rápidamente. Estos impulsos se propagan «a saltos» entre las zonas que no tienen mielina, y así las comunicaciones neuronales son rápidas y eficaces.

Las características del cerebro son impresionantes. Es un órgano dinámico, expuesto a frecuentes cambios sutiles. Tan solo habiendo leído esto puede que el cerebro del lector o lectora haya experimentado ligeros cambios. Quizá se establezcan nuevas conexiones interneuronales, y se almacene esta nueva información. ¡El cerebro ya no es exactamente el mismo que antes de leer!

2

Distinguir neuromitos y neurohitos

—Papá, ¿tenemos neuromitos?
—Hijo, empieza por decirme el precio, y ya veremos.

*E*xisten algunos «neuromitos», es decir, algunas creencias sobre las características cerebrales que no son ciertas. Por otra parte, hay «neurohitos» relevantes, peculiaridades en las que tu cerebro participa.

¿Uso solo un 10 por ciento de mi capacidad como cerebro?

El cerebro consume el 20 por ciento del oxígeno total que genera el organismo. Mucho más de lo que le correspondería por su peso, lo que indica su alta actividad metabólica. El cerebro utiliza el cien por cien de su capacidad, incluso cuando dormimos. Como bromea mi amigo el neurocientífico Javier Cudeiro en su libro *Paladear con el cerebro*: «El cerebro es como el cerdo, se aprovecha todo».

A pesar de que el cerebro se usa en su totalidad, no por ello deja de desarrollar nuevas capacidades o habilidades a lo largo de la vida. Bien al contrario. En ese aspecto se parece a los músculos que se modifican con el ejercicio. Los nuevos estímulos, retos y aprendizajes a los que te expongas «sacan músculo cerebral». De la misma manera que el ejercicio físico es positivo para el músculo, fomentar la plasticidad, adaptación y preservación promueve efectos beneficiosos en el cerebro.

No todo el volumen cerebral se usa para las mismas funciones. Cuando se analiza «el atlas cerebral» con técnicas sofisticadas en las que se consigue visualizar la actividad, se pueden observar las zonas del cerebro que trabajan en ese momento. Hasta la Primera Guerra Mundial apenas se conocían las regiones funcionales del cerebro. Tristemente, las diversas lesiones cerebrales que sufrían los soldados por armas de fuego contribuyeron al estudio sistemático de los cambios funcionales de acuerdo a la zona cerebral dañada. Gracias a esos estudios y otros muchos, actualmente se sabe que el cerebro está dividido en una compleja serie de regiones o áreas funcionales que reciben diversos nombres y que se encargan de todas las funciones que desempeña. ¡Y no son pocas! Desde la coordinación de los músculos, el lenguaje, las sensaciones, la audición, el pensamiento, el humor, las emociones, la conducta, el sueño, la vigilia, el apetito, y otras que intuyes (la imaginación está en la lista).

> Cada una de las distintas áreas cerebrales se encarga
> de funciones concretas que cada persona
> ejecuta de manera genuina.

¿Qué es el «mini-yo» que me hace tan especial?

En las conferencias que imparto, una pregunta recurrente de la audiencia es en qué se basa «eso» que te hace ser genuino en las reflexiones y pensamientos, incluso muy diferente de los familiares más allegados. Se pueden dar un sinfín de respuestas distintas, y muchas explicaciones harán referencia a la cabeza más que a los pies. Si preguntas a un neurocientífico como la autora de este libro, seguramente señalará la cabeza y responderá: «Parte de nuestra genuina personalidad está en el conectoma» (ver pliego de fotos, ilustración 4).

Durante la escritura del libro, mi amigo el filósofo José Manuel de Cózar me comentó que se debe matizar a la hora de corporalizar el cerebro. En otras palabras, hacer del cerebro el centro del cuerpo y de la existencia. José Manuel mencionó al filósofo Merleau-Ponty, que se refería al cuerpo como eje central de la percepción y cuestionaba el dualismo mente-cuerpo. Seguramente, la Neurociencia es una herramienta poderosa para explicar muchos aspectos de nuestro consciente e inconsciente, si bien coincido en que nuestra entidad no se basa únicamente en la mente o el intelecto.

Hecha esta reflexión, el conectoma se refiere a la exquisita red de interconexiones de nuestras neuronas que constituyen la **sustancia blanca o nervios**. Determinan el mapa de las señales eléctricas que generan nuestros pensamientos, emociones y conductas. El genuino «mapa de rutas» que el cerebro de cada persona representa.

En el verano de 2009, se lanzó el Proyecto Conectoma Humano por diversos Institutos de investigación y Universidades de Estados Unidos, cuyo objetivo consistía en construir un atlas cerebral. Para el estudio se utilizaron 1.200 voluntarios sanos en los que se visualizó la compleja red de 10.000 billones de conexiones neuronales, gracias a métodos tecnológicos avanzados de imaginería cerebral y almacenaje de datos. Metafóricamente hablando, el reto era escuchar la diferencia entre los sonidos de la cuerda de un violín aislado (una región funcional cerebral) con la particular sinfonía generada con todos los instrumentos de una orquesta (todas las regiones del cerebro a la vez). Como anécdota, el grupo británico Muse (ganador de un Grammy) se inspiró en estas imágenes colocando en la portada de su segundo álbum uno de estos conectomas.

Se pueden admirar las extraordinarias imágenes de algunos de estos cerebros en la dirección web www.humanconnectomeproject.org. Son imágenes coloridas de gran complejidad. El conectoma de cada cerebro es único y cambiante, el que pone colores a parte del «mini-yo».

El progreso del Proyecto arrojará una información real y precisa sobre cómo el cerebro se organiza, funciona, se desarrolla y evoluciona. En la actualidad, se sabe que el mapa de rutas de las conexiones neuronales se asemeja a las calles trazadas en cuadrícula de Manhattan, más que a los entresijos laberínticos del trazado urbano de Londres. ¡Los billones de conexiones entre las neuronas tienen un aspecto sorprendentemente organizado!

¿El cerebro sigue creciendo en la etapa adulta?

En la creencia tradicional, siempre se ha pensado que el cerebro del adulto no producía nuevas neuronas (neurogénesis). Pero en los años sesenta del siglo XX, los neurocientíficos Altman y Das nos dieron una gran alegría demostrando que ¡hay neurogénesis en la etapa adulta! Al principio se demostró en roedores, pero actualmente sabemos que se generan neuronas nuevas en algunas regiones cerebrales como el HIPOCAMPO.[2] El hipocampo no solo es un caballito de mar, sino una de las áreas cerebrales que participa en la memoria y el aprendizaje.

De esta manera, entre las funciones fisiológicas que pueden verse modificadas por la neurogénesis están el aprendizaje, las emociones, la memoria —tanto temporal como de alta resolución—, el condicionamiento al miedo y la plasticidad sináptica. El número de neuronas que se pueden originar es relativamente significativo y, una vez generadas, estas neuronas se incorporan al resto del circuito neuronal, creando sus propios contactos (sinapsis) con otras neuronas. La neurogénesis depende de parámetros externos, como la dieta y el ejercicio, e internos, como los factores de crecimiento y genéticos.

La neurogénesis se comporta de manera anormal en algunas enfermedades del sistema nervioso, como el alzhéimer, el párkinson, el infarto cerebral, la epilepsia y la depresión. En particular, en el caso de las enfermedades neurodegenerativas asociadas al envejecimiento cerebral, se observa una reducción progresiva de la masa cerebral, lo que provoca pérdida parcial de su correcta funcionalidad. Una manera de mantener esas conexiones es conservando el cerebro estimulado con nuevos planes o proyectos, con actividades memorísticas o cognitivas, relacionándose con los demás, conversando, leyendo, experimentando emociones, afrontando nuevos retos.

Un aspecto crítico en el desarrollo cerebral ocurre en el paso de la adolescencia a la etapa adulta, en particular en el desarrollo de las estrategias de comportamiento social, de

---

2. Los términos resaltados así en versalitas dentro del texto se ilustran en el atlas cerebral de la página 213.

interacción con nuestro contexto social y cultural. Durante la adolescencia, aumentan las interacciones con otros grupos sociales y se hacen más complejas. Los adolescentes experimentan fluctuaciones más frecuentes respecto a su percepción de las amistades y de su entorno social, y un mayor desarrollo de la comprensión de las emociones y los estados emocionales de los demás, del razonamiento abstracto y de la evaluación de los riesgos.

Una dimensión de las reacciones emocionales viene influenciada por cambios fisiológicos en el eje hipotálamo-hipofisario, coordinado por dos zonas del cerebro denominadas **HIPOTÁLAMO** e **HIPÓFISIS** que se comunican entre sí y armonizan funciones asociadas a la gestión de las emociones y la adaptación a situaciones de estrés. Son además zonas que regulan la producción de numerosas hormonas, incluidas las del crecimiento, la lactancia y la producción de hormonas sexuales. A su vez, las hormonas sexuales influyen sobre el hipotálamo. Como la adolescencia es un periodo de importantes cambios hormonales, se efectuarán por añadidura cambios en los estímulos y respuestas de estas regiones cerebrales.

Es una etapa en la que también hay cambios significativos en la **sustancia gris** y la **sustancia blanca**. Mientras que en la niñez hay un aumento del volumen de la sustancia gris en las zonas periféricas del cerebro, durante la adolescencia y la primera etapa adulta hay una reducción gradual de este desarrollo. Por el contrario, se produce un aumento de la sustancia blanca, que viene además influenciado por las hormonas sexuales que aumentan su producción durante la pubertad. Entre las regiones afectadas por estos cambios están la actividad del **LÓBULO PREFRONTAL Y DEL PARIETAL**, relacionados con el control cognitivo, las conductas sociales y el comportamiento humano. Estas áreas van progresivamente consolidando su actividad durante la adolescencia, en combinación con un aumento de la actividad de las áreas del **ESTRIADO** y la **AMÍGDALA** (que están implicadas en la gestión del estímulo afectivo).

Los cambios críticos en la estructura del cerebro durante la adolescencia se consolidan a partir de los veinte años. En esta época, el cerebro experimenta cambios importantes en las regiones que desempeñan funciones relacionadas con la socialización. Es entonces cuando observamos que las personas evolucionan en la inteligencia social y emocional, la gestión de las emociones, y la percepción de uno mismo en la sociedad. Por eso a veces se ha dicho que la madurez emocional se alcanza a partir de los veinte años.

No te preocupes si tuviste unos años locos en la etapa de los veinte sin seguir pautas neurosaludables. Estabas experimentando nuevas pautas de interacción social y estableciendo un contexto social propio. Afortunadamente, el cerebro tiene una asombrosa capacidad para regenerarse y repararse haciendo cambios positivos que lo mantengan joven toda la vida. Encontrarás más detalles en el capítulo «¿Quieres un cerebro joven toda la vida?»

¿Tenemos el mismo cerebro que nuestros antepasados?

La evolución del cerebro de los homínidos, género al cual pertenecemos los humanos, tiene una historia espectacular. Es sorprendente el hecho de que durante 4 millones de años de evolución de los primeros homínidos (*Paranthropus* y *Australopithecus*) no se tengan registros de cambios significativos en el volumen cerebral, que era de aproximadamente 0,5 kilos. De manera vertiginosa, en los siguientes dos millones de años en los que evolucionó hasta el *Homo sapiens* (el ser humano) se multiplicará por tres el volumen cerebral. ¡El cerebro fue protagonista de un fenómeno sin precedentes!

El cerebro humano presenta la mayor cantidad de **CORTEZA CEREBRAL** en proporción al resto del cerebro de todo el reino animal. La corteza cerebral es la materia gris que se encuentra por encima de los hemisferios, y aumentó enormemente en esta etapa de la evolución. Gracias a ella desarrollamos el pensamiento abstracto, la imaginación y la reflexión. Coincide con la época en la que iniciamos la percepción del «mundo imaginario». ¿Sería entonces cuando iniciamos la búsqueda de remedios trascendentales en el más allá, que aliviaran la conciencia de ser mortales? Justificar nuestra existencia con una vida después de la muerte es muy alentador.

¿Qué desencadenó el aumento cerebral acelerado? Cada ser vivo en la Tierra tiene que administrar su «presupuesto energético» para todas las funciones que desempeña, ya que cuesta caro adquirirlo y mantenerlo. Aún más en tiempos remotos cuando la búsqueda del alimento también requería consumir mucha energía, ya que no teníamos supermercados para abastecernos. Los antropólogos comentan que uno de los eventos cruciales tuvo lugar hace unos dos millones de años, cuando los primeros miembros del género *Homo* (el tronco común del que derivarían los humanos) experimentaron un aumento cerebral considerable en un tiempo récord (casi triplicó su volumen en 1,5 millones de años). Ello conllevó también un mayor gasto metabólico en la actividad cerebral frente a otras partes del cuerpo como la musculatura. ¡Fue una apuesta costosa! Porque el cerebro es energéticamente caro, con independencia de que se dedique a imaginar elefantes rosas o a desentrañar las complejas ecuaciones que gobiernan el universo.

Uno de los momentos trascendentales en la evolución de nuestros ancestros homínidos fue incorporar carne a la dieta.

Hace 1,8 millones de años, el *Homo erectus* desarrolló estrategias y herramientas para cazar pequeños herbívoros accesibles por su tamaño y capacidad física. La ingesta de carne no solo implicaba incorporar una mayor cantidad de carga proteica (las proteínas efectúan las funciones del organismo) sino también disminuir la necesidad de vegetales.

Con la ingesta de carne, los homínidos no pasaban el día masticando para digerir con dificultad fibras, ligninas y celulosas abundantes en los vegetales, e incorporaban más proteína y grasa, lo cual era más económico para un mayor rendimiento energético. De esta manera, el *Homo erectus* casi aumentó el doble su capacidad cerebral en tan solo 100.000 años.

De acuerdo con los antropólogos Richard Wrangham y Rachel Carmody, de la Universidad de Harvard, el segundo gran progreso fue el descubrimiento del fuego gracias al cual pudieron predigerir los alimentos. Cuando se cocina el alimento se degrada el colágeno y el cartílago, se ablanda la textura y se consigue liberar la grasa y los hidratos de carbono de los vegetales. De esta manera, aliviaban la carga del proceso digestivo y podían tener intestinos más cortos con digestiones rápidas y eficaces. Al mismo tiempo, el ahorro de calorías con digestiones menos costosas permitía dedicar más energía metabólica a actividades más intelectuales que masticar sin descanso.

Esta teoría no ha sido aceptada unánimemente, puesto que implica que aquellos homínidos de épocas tan remotas ya conocían el fuego. No obstante, los descubrimientos más recientes de asentamientos de homínidos como el de la cueva de Sudáfrica de hace un millón de años podrían dar la razón a Wrangham y Carmody. Los futuros hallazgos nos dirán más al respecto. Lo que es evidente es que nuestro intestino es mucho más pequeño y estrecho de lo que era en los Homo ancestrales. Cocinar nos humanizó.

¡Aún hay más! Hace dos millones de años, los homínidos tuvieron que superar sequías, y lo hicieron buscando acceso al alimento en hábitats acuáticos como opción alternativa. En este sentido, existen pruebas de asentamientos en zonas lacustres y marinas del Este y Sur de África.

Para su desarrollo cognitivo y funcional, el cerebro necesita yodo y ácidos grasos poliinsaturados del tipo omega-3, como se comenta en el capítulo «Nunca digas adiós a la grasa». Estos nutrientes se dan en abundancia en los hábitats acuáticos y son escasos en medios terrestres. Actualmente existen evidencias de que tanto los extintos Neandertales como los *Homo erectus* (un ancestro cercano al *Homo sapiens*) consumían pescados, moluscos, tortugas e incluso cocodrilos. Aunque sea aún objeto de debate, muchas investigaciones apuntan a que la ingesta de estos productos de origen lacustre y marino fueron una de las causas principales del espectacular desarrollo cerebral en nuestro género.

El consumo de omega-3 en madres lactantes también produce un aumento de este ácido graso esencial en la leche materna (que puede llegar a tener entre un 1 y un 3 por ciento de omega-3). Ello contribuiría al desarrollo cerebral del recién nacido en un momento de su vida con gran avidez por el consumo de estos ácidos grasos. Un dato relevante es que al nacer el peso del cerebro representa un 70 por ciento del total del cuerpo, y durante los primeros dos años se desarrolla un 15 por ciento.

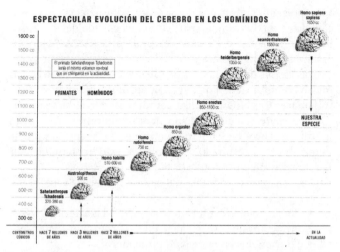

ESPECTACULAR EVOLUCIÓN DEL CEREBRO EN LOS HOMÍNIDOS

De los primeros homínidos hasta el *Homo sapiens*, el cerebro pasó de 250-300 centímetros cúbicos a cinco veces más en solo tres millones de años.

¿El cerebro del *Homo sapiens* sigue evolucionando? Según el neurocientífico alemán Karl Zilles, el cerebro de ambos géneros madura ahora mucho más rápidamente que hace un siglo. Ha aumentado en aproximadamente setenta gramos de peso, al menos en poblaciones europeas. ¡El cerebro en el siglo XXI es más voluminoso que el de los humanos que vivieron entre el siglo XIX y el XX!

Más espectacular es la aceleración que ha experimentado el cerebro posnatal. En niños, pasó a tener su tamaño máximo a los 2,9 años en el siglo XX, frente a los 6,1 años del siglo XIX. En niñas, pasó a los 2,4 años en lugar de los 4,9 años. Esto significa que el cerebro madura hoy en día mucho más rápidamente que hace un siglo. Una de las razones que podrían explicar este fenómeno sorprendente es la mejora en la calidad nutricional en la Europa de hace un siglo.

¿El cerebro duele?

Muchas personas sufren de dolores de cabeza y de terribles migrañas que llegan a ser paralizantes. Sin embargo, el cerebro no experimenta dolor puesto que carece de los receptores o «sensores» (denominados nociceptores) que detectan la sensación dolorosa. En cambio, participa en la gestión del dolor, sobre todo en zonas del tronco cerebral, la **CORTEZA SOMATO-SENSORIAL** y el **TÁLAMO**.

Las causas de los dolores de cabeza son muy variadas. Las más frecuentes tienen que ver con procesos inflamatorios. La **inflamación** es una reacción coordinada por el sistema inmune que efectúa el órgano afectado como respuesta a daños químicos, físicos o de microorganismos. Suele ser un proceso doloroso como resultado del aumento local del tamaño y de la temperatura en la zona afectada.

Las causas más comunes del dolor en la cabeza son:

- Por cambios en la forma o tamaño de las arterias y venas intracraneales (se pueden dilatar, contraer, distender).
- Por cambios en la presión intracraneal.
- Por inflamación de los nervios craneales.
- Por inflamación o tensión en las vértebras cervicales (en el inicio del cuello).
- Por irritación en las meninges (tejido que recubre el cerebro).
- Por inflamación o contractura de la musculatura del cráneo y del cuello.

Duelen fundamentalmente los vasos sanguíneos, los músculos, las vértebras o la tensión en el cráneo, no las neuronas u otras células del cerebro. Por ello, no es de extrañar que las personas con hipertensión se quejen a menudo de dolores de cabeza.

Cerebro femenino y cerebro masculino. ¿Distintos o gemelos de dos planetas?

> «Ella es de Venus, él es de Marte…
> ¿O quizá todos del planeta Tierra?»
>
> Inspirado en el libro *Los hombres son de Marte,
> las mujeres son de Venus*, de JOHN GRAY

Cada persona, en general tiene tendencia a creer que su comportamiento y forma de pensar son «normales», mientras que los demás tienen actitudes diferentes con las que intentamos empatizar en mayor o menor grado. Incluso a veces el comportamiento de los demás nos resulta incomprensible y consideramos que son «de otro planeta» con respecto a nosotros mismos (con independencia del sexo real o aparente del que sean). En palabras del grupo de humoristas Les Luthiers: «Toda cuestión tiene dos puntos de vista: el equivocado y el nuestro».

Para abordar el tema de las potenciales diferencias de género en el cerebro e intentar llegar a un consenso entre los cerebros de distintos géneros desvelaremos lo que dice la Neurociencia respecto a los cerebros masculino y femenino. Para ello, yo que soy **Raquel Marín**, he inventado a **Rafael** y a **Marina** para un diálogo tripartito.

Raquel: La sexualización del cerebro es un tema controvertido. Algunas investigaciones han encontrado diferencias anatómicas y funcionales en el cerebro según los géneros, aunque se atenúan en análisis de cerebros individuales. Los estudios se basan en diferencias estadísticas en las que se establece un valor promedio en las diferencias estructurales que puedan existir en el género, si bien cada persona tiene sus peculiaridades específicas.

En el campo de la psicología nos encontramos opiniones como la de la neuropsiquiatra americana Cordelia Fine, que afirma que existen muchos estereotipos que no tienen en cuenta las diferencias adquiridas por las distintas pautas tradicionales y culturales en la educación entre niños y niñas. En esta línea de pensamiento está el equipo multidisciplinar de psicólogos, neurobiólogos, matemáticos y neuroanatomistas de diversas universidades de Israel y Alemania, que publicó en diciembre de 2015 la primera investigación analizando el cerebro masculino y femenino en su totalidad. Este grupo de investigación afirma que no hay cerebros típicamente distintos según los géneros, sino que el cerebro sería un mosaico complejo de características que no se pueden categorizar.

Rafael: Hay una creencia generalizada de que el cerebro masculino es más hábil para el cálculo matemático, la ingeniería o la física. Se sabe que el cálculo matemático precisa de la coordinación de varios circuitos del cerebro. Sin embargo, no existen estudios científicos que muestren evidencias anatómicas reales y genéricas que determinen la predominancia masculina en esta actividad. Simplemente existen mentes geniales, cada una con su genio personal.

En el aspecto multitarea, he observado que al cerebro masculino le cuesta más esfuerzo cambiar de actividad comparado con la mayoría de los cerebros femeninos. ¡Yo me bloqueo cuando me piden algo si estoy haciendo otra cosa! Y alucino (cerebralmente hablando) cuando veo a mis compañeras efectuando multitareas con facilidad.

Raquel: En tu percepción, hay científicos que te dan la razón. Estos investigadores afirman que el cerebro masculino es más lento y menos eficaz para cambiar de quehacer. Cambiar de tarea requiere de la activación de varias regiones cerebrales, concretamente, la corteza dorsolateral prefrontal y los lóbulos parietales. Al parecer, el cerebro femenino tiene más capacidad multitarea porque puede añadir actividades mientras está haciendo otras sin necesidad de hacer trabajar regiones cerebrales nuevas. Por el contrario, el cerebro masculino precisa aumentar la actividad de la corteza dorsolateral prefrontal. Asumir tareas múltiples simultáneas requiere un esfuerzo adicional del cerebro masculino.

Marina: En un estudio elaborado en el año 2013 en la Universidad de Pensilvania en colaboración con varios Centros de Investigación de Alemania se encontró también que el cerebro femenino está mejor organizado para multitareas simultáneas. Estudiaron la actividad de la corteza frontal del cerebro al elaborar diversas tareas con rapidez y precisión. Demostraron que el cerebro femenino se coordinaba mejor y era más flexible a la hora de adaptarse a la actividad simultánea de varias tareas. Así que, a pesar de que cada cerebro sea genuino en sus competencias, parece que estadísticamente el cerebro femenino está mejor adaptado a la multitarea.

¿La capacidad multitarea será consecuencia de la adaptación evolutiva? Durante muchas generaciones de nuestra especie *Homo sapiens* se dividieron las tareas por géneros. El nomadismo ha sido habitual durante gran parte de la historia del ser humano, por lo que es probable que no se haya acompasado con la evolución más lenta del cerebro para adaptarse a sociedades sedentarias más complejas. Sería interesante comprobar en la evolución de la especie *Homo futuris* si los roles de género menos definidos en las sociedades actuales vienen acompañados de una adaptación cerebral paralela. En cualquier caso, los estudios científicos apuntan a que a partir de los cincuenta años, la capacidad multitarea se equipara entre los géneros, y tan solo en situaciones críticas o de estrés se observan diferentes formas de respuesta multitarea rápida y eficaz. Por lo tanto, parece que el cerebro multidisciplinar se adapta a las circunstancias de necesidad, más que de género.

Rafael: ¿Y en lo referente a las emociones? El cerebro femenino posee un umbral más sensible de respuesta a las emociones. El experto en la materia Larry Cahill, profesor de Neurobiología y Comportamiento de la Universidad de California defiende las diferencias entre el cerebro masculino y femenino. Este profesor comenta que la amígdala, una región del cerebro que participa en gestionar los recuerdos emotivos en la memoria a largo plazo, exhibe una lateralización diferente entre géneros. La amígdala se encuentra dividida en los seres humanos en dos hemisferios, el izquierdo y el derecho. Según ha demostrado el equipo de investigación de Cahill, se observa una actividad distinta en hombres y en mujeres según el hemisferio de que se trate. Ante una experiencia emocional desagradable, en los hombres se activaría de preferencia la zona derecha de la amígdala, mientras que en las mujeres sería la izquierda. El profesor comenta que estos resultados explicarían por qué las mujeres recuerdan mejor los detalles de una experiencia emotiva mientras que los hombres conservan el recuerdo en su esencia básica.

Raquel: Ese argumento es aún controvertido, y no se acepta unánimemente. Un aspecto en el que existen diferencias demostradas entre los géneros es en la regulación del vínculo afectivo y las relaciones de apego. También participan las hormonas sexuales, que son evidentemente distintas en los géneros y tienen un efecto muy significativo en diversas áreas cerebrales. Por ejemplo, el hipocampo está relacionado también con la memoria emocional, que parece más desarrollada en el cerebro femenino. El hipotálamo, una región cerebral que regula nuestro circuito de las emociones, es esencialmente donde se sitúan los núcleos del cerebro sexual, y responde de manera distinta a los estímulos de las hormonas masculinas y femeninas. En general, los circuitos neuronales de la vinculación afectiva están preparados para responder a hormonas sexuales de manera distinta en diferentes zonas del cerebro. Esto añade una complejidad adicional en la respuesta del cerebro entre géneros, ya que parte de la regulación depende de la modulación de estas hormonas.

El «enamoramiento cerebral» sería objeto de otro libro. Cabe indicar que el cerebro contribuye a las emociones más que el corazón, que parece tener los derechos de imagen sobre el amor. Podríamos imaginar el cerebro emotivo como una paleta de sutiles colores que se combinan para desarrollar los diferentes tipos de relaciones afectivas entre los humanos. Son la esencia de nuestra existencia, son universales y libres en su desarrollo. ¡Pertenecemos a una especie con un cerebro exquisitamente preparado para «socializarse» en mil y una tonalidades!

Marina: ¿Y la empatía? Entendemos por empatía la capacidad para entender e interpretar las emociones y pensamientos de los demás, sin que nos los expresen verbalmente. Analizamos la emoción del otro y correspondemos con la reacción emotiva adecuada que creemos más acorde con lo que la otra persona espera. Sería la inteligencia emocional, la capacidad de gestionar las emociones propias y responder a las de los demás.

Los trabajos del profesor Simon Baron-Cohen, de la Universidad de Cambridge, indican que la empatía está más desarrollada y es más frecuente en el cerebro femenino. Se trata de valores promedio de un género frente a otro, lo que no quiere decir que todas las mujeres tengan más capacidad empática que todos los hombres en su conjunto.

Por otra parte, Cordelia Fine comenta que las **neuronas espejo** (neuronas fascinantes encargadas de la empatía y la imitación) son más numerosas en el cerebro femenino. Esto implica que el cerebro femenino tiene más desarrollada la empatía emocional y el reconocimiento de las emociones de los demás. Sin embargo, el cerebro masculino utilizaría más activamente el sistema de **UNIONES TEMPOROPARIETALES**, relacionado con la empatía cognitiva, para buscar una resolución a la emoción.

Ello explicaría por qué ellas prefieren que empaticen con los sentimientos emotivos (comprendo cómo te sientes), mientras que ellos buscan una solución a la emoción (qué debo hacer para aliviar la emoción).

Raquel: Parece fehaciente que no se puede generalizar sobre el cerebro típicamente masculino o femenino. Además, las neuronas espejo no existen solo en el cerebro humano, se descubrieron inicialmente en primates, pero han contribuido mucho a la evolución de nuestra especie. Nos permiten emular a los demás no solo copiando lo que hacen, sino también lo que sienten y experimentan al hacerlo. ¡Incluso a anticipar los resultados! Esta capacidad nos ayuda enormemente en el aprendizaje de nuevas tareas.

A pesar de todo lo investigado, parece que todavía no está claro si los cerebros son realmente distintos según los géneros. El neurocientífico español Oscar Marín (¡coincidencia en el apellido!) afirma que las diferencias entre el cerebro masculino y femenino no son solo culturales, sino también estructurales, habiendo circuitos neuronales propios de cada género. Muchos lo corroboran, mientras que otros se inclinan por analizar el cerebro como un todo, un mosaico de neurocircuitos específicos con independencia del género al que se pertenezca.

El cerebro es un universo lleno de constelaciones. Estudiamos las constelaciones por separado o el universo como un todo, con el ánimo de desentrañar sus sutiles diferencias.

¿Soy cerebro de actividad izquierda o derecha?

«Él es una persona del hemisferio izquierdo (analítico y racional). Ella es una persona del hemisferio derecho (creativo y emocional).»

¿Verdadero o falso?

El cerebro está dividido en dos hemisferios: el izquierdo y el derecho. Los hemisferios no hacen lo mismo, pero están íntimamente interconectados a través del **CUERPO CALLOSO**, un gran conjunto de fibras nerviosas que permite que ambos hemisferios se coordinen y se complementen en la ejecución. Esta división de tareas contribuye a la acción de tareas simultáneas.

De manera tradicional se ha considerado que el hemisferio izquierdo es el analítico, el lógico, el del razonamiento y el pensamiento matemático. También regula el lenguaje, la escritura y el control de la mano derecha. Por otra parte, el hemisferio derecho se encarga de la intuición, la imaginación, la creatividad, el talento musical y artístico, el control de la mano izquierda, y todas esas funciones que gestionan nuestro pensamiento abstracto. Sin embargo, cuando se analizan los circuitos de las redes neuronales con las que cada hemisferio está interaccionando, se observa que el hemisferio izquierdo precisa conectar con la «parte emotiva» para ejercer sus funciones. Por otra parte, el hemisferio derecho se coordina con la «parte pragmática» para funcionar correctamente. ¡Hacen una pareja muy complementaria!

Las personas difieren en su lateralización, tanto en la estructura de cada zona cerebral como en la actividad que desarrolla cada hemisferio. El ejemplo más obvio es la existencia de personas diestras y zurdas. No obstante, el desarrollo estructural de la lateralización cerebral es único, por lo que no debemos simplificar la distribución de roles entre hemisferios de una manera absoluta. Además, el cerebro modifica la plasticidad neuronal y coordina también los nuevos datos de información adquirida entre los hemisferios.

Los ejemplos de personas que presentan lesiones en una zona de alguno de los hemisferios dan evidencias sorprendentes de la compensación de funciones que el otro hemisferio efectúa. Uno de ellos se observa en personas que tienen lesiones que afectan al área del habla, en particular en el proceso semántico (más concretamente en la búsqueda del significado de las palabras), como consecuencia de un infarto cerebral en el hemisferio izquierdo. Sin embargo, cuando se comparan con personas con lesiones en el hemisferio derecho, se observa que ambos casos presentan problemas con la recuperación de la información semántica en determinadas circunstancias, por lo que podría concluirse que el aprendizaje y conocimiento semántico es bilateral.

Algo parecido ocurre en personas con lesiones en el hemisferio derecho, en los que se compensan con el hemisferio izquierdo las posibles habilidades motoras afectadas por expresiones no verbales (como los gestos). Incluso se desarrollan nuevas conexiones entre las neuronas. También existen ejemplos en personas que han perdido alguno de los sentidos como la visión, en los que igualmente se observa una compensación de las funciones.

En general, cuando falla alguna actividad concreta en uno de los hemisferios, el cerebro compensa de manera pragmática la posible deficiencia para mantener las funciones lo más óptimamente posible, creando nuevas vías de comunicación neuronal. Por descontado, el éxito en esta compensación depende del grado de lesión y la edad.

Otra creencia popular es que la lateralización de los hemisferios es distinta entre los géneros. Según esta creencia, los cerebros masculinos tendrían una lateralización izquierda mayor, frente a los femeninos, que tendrían una lateralización diestra. En el siglo XIX esta creencia llegó a ser extrema, estableciendo de manera categórica que el hemisferio izquierdo correspondía a la masculinidad y el derecho a la feminidad. Para colmo, se consideraba que el hemisferio derecho era el «inferior». Afortunadamente, con el progreso en el conocimiento del cerebro, estas creencias tradicionales se han ido matizando. Se acepta que las conexiones en un hemisferio concreto y entre hemisferios varían según los géneros, seguramente en gran parte como resultado de la división de tareas que tuvo lugar durante nuestro proceso evolutivo.

De manera global, los datos apuntan a que la estructura del cerebro masculino optimiza las conexiones entre la percepción y la acción (según percibo, así actúo), mientras que el femenino tendría un diseño más adaptado a facilitar la comunicación entre el proceso analítico y el intuitivo (tengo esta sensación, voy a confirmarla). En otras palabras, una lateralización simétrica justificaría también el mayor desarrollo del cuerpo calloso en el género femenino. Sin embargo, no todos los estudios coinciden en esta clasificación y algunos, como el desarrollado por la Universidad de Utah en el 2013, concluyó que no existen evidencias de una dominancia general de un hemisferio sobre el otro.

Por consiguiente, no debemos tomar a pies juntillas las premisas de «cerebro izquierdo o derecho». No caigamos en el error que cometió el rector Lawrence Summers de la Universidad de Harvard, en Estados Unidos, al comentar que «los chicos superan a las chicas en matemáticas y ciencias debido a sus diferencias biológicas». Estos comentarios le obligaron a dejar el cargo en 2006.

Para cerrar este apartado, a continuación vamos a valorar el efecto sobre el cerebro de dos hábitos que algunos humanos, entre los que me incluyo, realizamos con frecuencia: tomar bebidas alcohólicas y bostezar.

¿El alcohol mata las neuronas?

Tengo una buena y una mala noticia para todos nosotros. La mala: el alcohol es neurotóxico. La buena: dosis bajas de alcohol son neurosaludables.

El cerebro es particularmente vulnerable al etanol que se encuentra en las bebidas alcohólicas. Por ejemplo, se ha demostrado que el consumo semanal de más de nueve vasos (175 ml) de vino de 14 grados de alcohol o de siete pintas (568 ml) de cerveza de 5,2 grados perjudica el funcionamiento de las membranas neuronales del hipocampo (región involucrada en la memoria y aprendizaje). Todos hemos podido comprobar que el exceso de bebidas alcohólicas provoca episodios de olvidos. Suele ser pasajero y se puede recuperar la función normal una vez pasada la resaca. Los efectos nocivos del alcohol sobre el cerebro son diversos e intervienen en un amplio rango de variables, incluyendo la dosis, la duración, la edad, los hábitos de beber, la capacidad metabólica para eliminar el alcohol. El alcohol a altas dosis y de manera continuada produce aumento de neurotoxicidad, pudiendo conllevar la muerte neuronal y la pérdida de volumen cerebral. El alcohol en exceso también puede afectar al funcionamiento de los **neurotransmisores** (ver pliego de fotos, ilustración 5) de las neuronas, sustancias químicas que las neuronas secretan para comunicar entre ellas. De esta manera, en periodos de consumo continuado durante días o semanas, se producirían desequilibrios entre los neurotransmisores, resultando en calambres, temblores, depresión, agitación o cambios de humor.

Sin embargo, hay estudios recientes que demuestran que dosis por debajo de nueve vasos de vino o de siete pintas de cerveza semanales protegen las neuronas. Incluso se recuperan conexiones neuronales de la memoria. Además, el alcohol protege frente al daño del **amiloide**, que es uno de los causantes de la patología de alzhéimer. El grupo de investigación del neurocientífico Mario Díaz de la Universidad de La Laguna ha demostrado que dosis bajas de alcohol protegen las neuronas frente al **estrés oxidativo**, lo cual estaría relacionado con prevenir el envejecimiento. El estrés oxidativo se produce por las especies reactivas de oxígeno y otros residuos tóxicos derivados de la respiración que pueden dañar a las células. Estos estudios se hicieron en animales de experimentación, por lo que es difícil saber exactamente a qué proporción de alcohol podría corresponder en una persona. Hay que aclarar que el consumo de alcohol está totalmente desaconsejado durante la infancia y la adolescencia, cuando el cerebro aún se encuentra en desarrollo y maduración definitiva. Bien al contrario, hay estudios científicos que han demostrado que el consumo elevado de alcohol en personas muy jóvenes (menores de veinte años) puede tener consecuencias negativas en el cerebro y producir anomalías en el desarrollo de este órgano. Las personas de edad avanzada también son más vulnerables al alcohol, si bien investigadores de la Universidad Autónoma de Madrid han demostrado que el consumo moderado de vino o cerveza (máximo tres copas al día para hombres y dos para mujeres) no empeora la movilidad en tareas cotidianas como subir un tramo de escaleras, llevar la bolsa de la compra o caminar cuando se compara con personas que no consumen bebidas alcohólicas.

Otra investigación epidemiológica en la que participaron 3.600 personas demostró que el consumo moderado de alcohol reducía el desarrollo de los síntomas relacionados con el alzhéimer. Y el consumo moderado de vino de uva cabernet-sauvignon reduce algunos rasgos neuropatológicos característicos del párkinson. Estos investigadores solo usaron este tipo de uva, pero es extensible a otras uvas negras. Un estudio de investigadores con el vino español de uvas merlot, garnacha, tempranillo y cabernet-sauvignon encontró que la variedad merlot era la de mejores propiedades neuroprotectoras. Además, el vino tinto contiene algunos elementos «antialcohol» como vitaminas del grupo B que modulan los efectos de la componente alcohólica de esta bebida. Y también contiene algunos aminoácidos esenciales (isoleucina, leucina, triptófano, fenilalanina, valina, lisina) que son necesarios para sintetizar numerosas proteínas. Por consiguiente, no hay efectos nocivos en el cerebro por tomarse un vinito de vez en cuando (sobre todo si es tinto de calidad).

El alcohol como quitapenas no es un neuromito. Las personas con trastornos depresivos suelen automedicarse con alcohol, si bien a veces puede derivar en alcoholismo cuando crea dependencia. Investigadores de universidades y centros de investigación alemanes y polacos se interesaron por conocer los mecanismos por los cuales el alcohol tendría efectos antidepresivos. Y encontraron que este efecto se debe a una proteína (la esfingomielasa ácida) que contribuye a restablecer los niveles de algunos tipos de lípidos abundantes en las neuronas. También confirmaron que el alcohol en consumo moderado no producía neurotoxicidad.

¡Brindemos entonces a la salud de tu cerebro! Pero sin abusar.

Bostezar para enfriar el cerebro

Bostezar es algo que todo el mundo suele hacer muy bien sin necesidad de manual de instrucciones. Bostezamos en el vientre materno desde las veinte semanas de gestación y no dejamos de bostezar en toda nuestra vida. Solemos asociar el bostezo al aburrimiento o al cansancio, pero esta creencia carece de fundamento cerebral. El bostezo del feto no tendría mucho sentido con estas razones aparentes. Si bien podemos otorgar a la etapa fetal sus momentos de aburrida soledad, sobre todo sin un hermano gemelo o con padres poco comunicativos, no parece que la gestación produzca cansancio o falta de sueño. Muchos vertebrados también bostezan como forma de amenaza a rivales potenciales, enseñando los dientes con los ojos abiertos en señal de desafío. En los humanos, el bostezo es tremendamente contagioso. Basta que alguien bostece a nuestro alrededor para sentir unas ganas irresistibles de hacer lo mismo, aunque no sea con actitud desafiante.

Tradicionalmente, se cree que bostezar nos ayuda a oxigenar el cerebro, si bien no se explica que necesitemos bostezar cuando ya estamos constantemente respirando por la nariz o por la boca. De hecho, no bostezamos más cuando estamos en atmósferas con menos cantidad de oxígeno.

El bostezo sería como el aire acondicionado del cerebro. Contribuiría a regular la temperatura y disipar calor. Investigadores americanos de la Universidad de Albany, en Nueva York, observaron que cuando aplicamos en la frente de una persona un bloque frío a 4° C, el bostezo se reduce a cinco veces menos que cuando el bloque está a 37° C o 46° C. Se observaban efectos similares cuando la persona respiraba únicamente por la nariz en lugar de por la boca. ¡Incluso cuando otras personas bostezaban alrededor, aquella que respiraba únicamente por la nariz no se contagiaba del bostezo ajeno! Las dos condiciones (el bloque frío en la frente o la respiración por la nariz) promueven el enfriamiento del cerebro y eliminan el bostezo contagioso.

¿Por dónde se disiparía el calor de la cabeza? Por una parte, la contracción y relajación de la musculatura de la cara que acompañan al bostezo aumentarían el flujo de sangre facial, de la piel de la cabeza y de la cavidad craneal, por donde se disiparía parte del calor cerebral. Por otra parte, enfriar la frente ayudaría a refrigerar el cerebro, ya que es donde existen más glándulas del sudor de todo el cuerpo. Además, la respiración por la nariz enfriaría otras zonas del cerebro, como la corteza frontal, relacionada con la atención y el aprendizaje. Todo ello dependerá de la temperatura que tengamos en el ambiente. De nada serviría activar el aire acondicionado cerebral si la temperatura exterior está por encima de 37° C. Por otra parte, bostezar a bajo cero puede producir un choque térmico con riesgo de enfriar el cerebro en exceso.

La falta de sueño y el cansancio cerebral aumentan la temperatura del cerebro. Por ello aumentan las ganas de bostezar al levantarse o al acostarse. Otra de las razones que incita al bostezo es el trabajo intelectual, donde el cerebro precisa de la óptima eficiencia mental. Esta alta actividad produce un aumento de la actividad metabólica de la corteza cerebral (encargada de funciones de memoria y aprendizaje), lo cual podría aumentar la temperatura local, con la consecuente necesidad de activar el aire acondicionado cerebral. Por consiguiente, bostezar en una reunión de trabajo prolongada se justifica por la activación del aire acondicionado cerebral, para mantener la máxima atención e interés.

3

La salud de la cabeza empieza en el intestino

«Haz de tripas corazón, pero sobre todo
haz de tripas cerebro.»

Cada vez hay más evidencias que demuestran que algunas de las causas de la aparición de enfermedades como el alzhéimer y el párkinson tienen que ver con desequilibrios en el intestino. Este órgano es el gran aliado (o enemigo) del cerebro. En este capítulo se habla de «las voces del interior» que cooperan con el cerebro.

Escucha la voz de tus entrañas: el segundo cerebro

La función primordial del intestino es la digestión de los alimentos. Es un órgano extremadamente importante para el cerebro, con el que comunica por tres vías: el **sistema inmune**, los vasos sanguíneos y el plexo nervioso entérico (cien millones de neuronas que controlan las funciones del intestino). Conozcamos algunas de sus características.

Este órgano es entre tres y cuatro veces más largo que el total del cuerpo. Mide entre seis y siete metros y presenta un grosor de unos tres centímetros. Su superficie interior está formada por pequeños pliegues de aproximadamente un milímetro de altura, denominados microvellosidades intestinales. Si extendiéramos la superficie interior del intestino mediría unos doscientos metros cuadrados, el equivalente a cien manteles de seis comensales.

El intestino es muy activo. Recibe cada día unos nueve litros de fluido originados por la ingesta y por las secreciones de glándulas anexas (las glándulas salivares, el páncreas y el hígado) que liberan sustancias químicas para procesar el alimento. De esos nueve litros, siete litros y medio se absorben por el organismo con los nutrientes aprovechables. El resto se elimina con los productos que no se pueden digerir. La gran superficie interior del intestino optimiza al máximo el provecho nutricional de la ingesta y favorece el paso de los nutrientes al interior del organismo.

> El intestino se encarga al cien por cien de los nutrientes que se incorporan a la sangre, incluyendo los nutrientes que el cerebro recibe.

El intestino es esencial para el cerebro, puesto que este es un mal productor de sus nutrientes, y sin embargo es un gran demandante de energía metabólica.

Además de proporcionar al cerebro los nutrientes para su rendimiento intelectual y emocional, el intestino está en comunicación nerviosa con el cerebro. Esta comunicación se efectúa a través del **sistema nervioso autónomo**, un sistema nervioso periférico que controla funciones involuntarias como el ritmo cardiaco y la digestión. Entre los nervios del sistema nervioso autónomo el más importante es el **nervio vago**. Este nervio es el que controla funciones necesarias para optimizar el proceso digestivo, como son la contracción de la musculatura del intestino y la secreción de sustancias gástricas para facilitar la digestión.

El nervio vago representa la vía principal de comunicación nerviosa entre el cerebro y el intestino. Esta comunicación intestino-cerebro es bidireccional, ya que por una parte los cambios en los procesos metabólicos del intestino afectan al cerebro, y viceversa, las alteraciones neurofisiológicas también repercuten en alteraciones intestinales. El intestino y el cerebro se influencian mucho el uno al otro.

El intestino está lleno de microrganismos

Las funciones de extracción de nutrientes de la comida se efectúan en gran parte por los microorganismos que viven en el intestino (ver pliego de fotos, ilustración 6). En el intestino conviven unos 100.000.000. 000.000.000.000 (cien trillones) de microorganismos que pertenecen a unas mil especies distintas: hongos, bacterias y virus. Es decir, se cuenta con ciento treinta y tres millones de veces más organismos intestinales que la población total mundial. De manera genérica, los microorganismos del intestino se denominan microbiota. En su conjunto, se calcula que pesa unos dos kilos, lo cual es espectacular considerando lo diminuto de un microorganismo. A pesar de su ingente cantidad, los microorganismos son pacíficos en su convivencia con el intestino. Tanto el intestino como los microorganismos que lo habitan obtienen un beneficio mutuo en su relación.

La microbiota está dominada fundamentalmente por dos filotipos bacterianos: firmicutes y bacteriodetes (en una proporción de 51 por ciento y 48 por ciento respectivamente en la etapa adulta). Los filotipos se usan para clasificar los grupos de organismos que presentan características genéticas similares, pero con diferencias entre sí. Las firmicutes y bacteriodetes se encargan de metabolizar nutrientes distintos.

En general, las firmicutes se encargan de digerir gran parte de los azúcares y grasas saturadas. En este grupo también están incluidas las bacterias que efectúan la fermentación láctica, por lo que son abundantes en fermentaciones procedentes de la leche, yogur, queso, kéfir, quesos frescos, soja fermentada (miso), col fermentada (chucrut), etcétera. El uno por ciento de los filotipos restantes lo representan las Proteobacteria, Cyanobacteria, Actinobacteria, Verrucomicrobia, Fusobacteria y Espiroquetas, además de otros microorganismos como hongos, virus y protozoos.

A continuación, se ilustra la abundancia relativa de cada filotipo en el intestino de acuerdo a estudios genéticos.

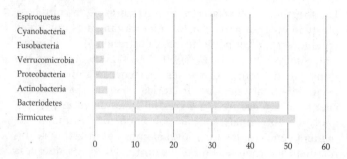

ABUNDANCIA DE FILOTIPOS BACTERIANOS EN EL INTESTINO

La proporción de firmicutes y bacteriodetes suele variar a lo largo de la vida. Durante la infancia y la tercera edad, en la población occidental, hay una mayor proporción de bacteriodetes, mientras que en la etapa adulta predomina la proporción de firmicutes. Estas proporciones varían en otras poblaciones, como por ejemplo la africana, que presenta una mayor abundancia de firmicutes durante la infancia. Además, teniendo en cuenta que los tipos de microorganismos tienen distintas preferencias nutricionales, se puede deducir que el tipo de nutrición puede modificar a largo plazo el perfil de la microbiota. Durante la etapa adulta cada persona tiene sus propias «huellas dactilares intestinales». Es decir, la microbiota de cada intestino contiene una parte importante de microorganismos propios distintos de otros individuos. En una persona sana, la microbiota es bastante estable en su composición. De esta manera se conservan las funciones metabólicas esenciales del intestino.

La población de microbiota intestinal coopera
en el desempeño de funciones esenciales para
el cerebro, hasta el punto de que es difícil
imaginar un cerebro sano con una microbiota
deficiente o desproporcionada.

Como decía el neurólogo americano David Perlmutter en su libro *Alimenta tu cerebro*, «el mejor guardián del cerebro es el intestino».

Las dietas desequilibradas pueden producir modificaciones en la microbiota intestinal, acompañadas de alteraciones en la forma de digerir los alimentos, dependiendo de los microorganismos disponibles.

Con dietas ricas en azúcares y grasas, las firmicutes proliferan, mientras que las bacteriodetes disminuyen su número en la misma proporción. El aumento de firmicutes (género Clostridium) y la disminución de bacteriodetes y de *Bifidobacterium* (actinomicetes) se ha observado en enfermedades como la obesidad, la diabetes tipo II, los procesos inflamatorios, la degeneración de la mácula del ojo y enfermedades neuropatológicas como el alzhéimer, el párkinson y el autismo.

En la tabla informativa de la página siguiente se indican los nombres de los géneros de bacterias más frecuentes que se mencionan a lo largo del libro, así como comentarios sobre sus proporciones y alteraciones. La mayoría de estas bacterias son anaeróbicas (viven sin oxígeno). El 95 por ciento están en el colon intestinal.

FILOTIPO	GÉNEROS	VARIACIONES CON LA EDAD	VARIACIONES EN ENFERMEDADES
Bacteroidetes	*Bacteroides* *Prevotella*	Mayor proporción en la etapa adulta.	Niveles disminuidos en obesidad, diabetes tipo II, inflamación, degeneración de la mácula del ojo, alzhéimer, párkinson, autismo.
Firmicutes	*Lactobacillus* *Faecalibacterium* *Roseburia* *Ruminococcaceae* *Clostridium* *Lachnospiraceae* *Blautia* *Eubacterium* *Coprococcus*	• Mayor proporción en la etapa infantil y en la tercera edad. • Aumento de los niveles con dietas ricas en azúcares y grasas saturadas. • Aumento de los niveles cuanto mayor es el índice de masa corporal.	Niveles aumentados en obesidad, diabetes tipo II, inflamación, degeneración de la mácula del ojo, alzhéimer, párkinson, autismo.
Actinobacteria	*Bifidobacterium*	• Proliferación abundante durante las primeras ingestas en el recién nacido. • Proporción estable en la etapa adulta.	Niveles disminuidos en obesidad, diabetes tipo II, inflamación, degeneración de la mácula del ojo, alzhéimer, párkinson, autismo.

Los microorganismos intestinales son fundamentales para la salud mental

La microbiota intestinal contribuye a optimizar el aprovechamiento energético. Ejerce además una importante actividad defensiva frente a infecciones, impidiendo la entrada de patógenos y gérmenes que vienen en la comida. También ayuda a regular los procesos inflamatorios, que cursan con un sinfín de patologías como la diabetes, el cáncer, enfermedades cardiovasculares y enfermedades neurodegenerativas.

> **Los microorganismos del intestino son los guardianes del cerebro que evitan problemas inmunitarios y la neuroinflamación.**

Se ha demostrado que existe una comunicación directa entre las moléculas microbianas intestinales y las funciones inmunitarias que protegen al cerebro de accidentes o patologías y ayudan a regenerar las conexiones neuronales. Cuando existen déficits de los nutrientes adecuados por alteraciones de la microbiota, las células del cerebro encargadas de protegerlo (demonimadas **microglía** y **astrocitos**) alteran su producción y maduración.

La inflamación es un factor patológico en muchas enfermedades del cerebro, por lo que es fácil deducir que la vía:

dieta deficiente
➡ *microbiota intestinal desequilibrada (disbiosis)*
➡ *degeneración neuronal*

es también el factor influyente de neuropatologías como el alzhéimer, el párkinson y la esclerosis múltiple.

Uno de los primeros ejemplos que demostraron la influencia de los microorganismos intestinales en la neuroinflamación se efectuó estudiando la esclerosis múltiple, enfermedad degenerativa en la que se producen procesos inflamatorios y una desmielinización (o pérdida de **mielina**) progresiva. El mal funcionamiento de los astrocitos es un factor determinante en esta enfermedad. En el estudio se utilizó un modelo experimental de esclerosis múltiple en ratón, así como tejido cerebral de personas con diagnóstico de esclerosis múltiple. Los resultados demostraron que el tipo de dieta y la cooperación de la microbiota determinan la neuroinflamación y son esenciales en la regulación de la actividad de los astrocitos.

Otra de las funciones que desempeña la microbiota es la producción de vitaminas (ácido fólico, vitamina B12, vitamina D) y nutrientes que el cerebro necesita. También participa en la fabricación de ácidos grasos de cadena corta (ácido acético, ácido butírico y ácido propiónico), y aminoácidos para fabricar neurotransmisores para la comunicación neuronal. En el capítulo «El cerebro no come de todo» se proporciona amplia información al respecto.

El estado del intestino determina el desarrollo cerebral

La adecuada flora de microorganismos intestinales se requiere para el desarrollo cerebral desde los primeros momentos de la vida. Desde el contacto con la leche materna, rica en azúcares complejos, el intestino del recién nacido desarrolla la colonización de varios tipos de *Bifidobacterium* (en particular el *Bifidobacterium infantis*) especializados en la digestión de estos azúcares. Así se inicia la proliferación de bacterias beneficiosas en el intestino del recién nacido.

Por consiguiente, las estrategias dietéticas eficaces son uno de los factores determinantes para equilibrar la microbiota intestinal durante el crecimiento y desarrollo, que influyen en la fisiología del cerebro. La alimentación ideal tras la lactancia en los primeros años de vida incluye verduras variadas tanto de color verde (espinaca, lechuga, berro, hierbas frescas) como de colores llamativos (tomate, calabaza, zanahoria, maíz), legumbres, cereales sin azúcar añadida (salvado de trigo, avena, centeno, cebada, gofio, muesli natural), semillas (de calabaza, de girasol, de sésamo, de lino), frutos secos, frutas frescas, pescados, huevos, derivados lácteos y carne magra y roja. La proporción del consumo de pescado debe ser mayor que la de carne. Por añadidura, evitar los azúcares refinados que se utilizan para endulzar la mayor parte de los alimentos preparados (cereales azucarados, refrescos, salsas, bollería, pastelería y panadería industrial, helados, caramelos y un largo etcétera de productos alimenticios). De esta manera, la microbiota será más variada al contener un mayor número de especies. Será también más apta para efectuar los ciclos metabólicos que contribuyen al óptimo funcionamiento del desarrollo cerebral.

Por otra parte, cuando las primeras ingestas del recién nacido no incorporan microorganismos intestinales se producen desequilibrios en el cerebro. Si bien la mayoría de los estudios se han efectuado en modelos experimentales de ratón, todo apunta a que cuando el intestino está libre de gérmenes (por tratamiento con antibióticos) se producen anomalías tanto en la neurogénesis (formación de neuronas) como en la densidad de las conexiones de los nervios. Un ejemplo del efecto nocivo de los antibióticos en el desarrollo de la flora intestinal y sus consecuencias en el cerebro se efectuó por investigadores japoneses en el año 2004, que demostraron por primera vez en ratones recién nacidos con dietas libres de microorganismos que desarrollaban ansiedad, trastornos emocionales y deficiencias en el aprendizaje. Desde entonces, el número de evidencias que vinculan el intestino con la salud cerebral durante el desarrollo ha aumentado exponencialmente. Además de los microorganismos del intestino, los antibióticos también pueden afectar las defensas del intestino, lo que le haría más vulnerable a las infecciones.

Otro factor que se ve afectado en el cerebro por alteraciones en el intestino es el desarrollo de la **barrera hematoencefálica**. Esta barrera se encuentra en el interior de los vasos sanguíneos del cerebro. Se encarga fundamentalmente de evitar el paso de sustancias tóxicas y patógenas (como los virus) para que el cerebro no padezca infecciones. En algunos experimentos efectuados en ratones se observó que si se afecta la microbiota intestinal con antibióticos, se puede perder la integridad de la barrera hematoencefálica, lo que podría aumentar el riesgo de neurotoxicidad.

La microbiota influye en la memoria, el aprendizaje, el equilibrio emocional y la conducta durante toda la vida. Cuando la alimentación es de baja calidad se pueden desarrollar enfermedades mentales.

¿Te falla la memoria? Quizás has olvidado comer bien

Como ya se ha comentado, el hipocampo es una región cerebral implicada en las funciones de memoria y aprendizaje. En esta estructura, hay algunas partes privilegiadas que experimentan neurogénesis en el adulto, es decir, generan nuevas neuronas. Para ello hace falta que las neuronas proliferen y se integren en el circuito neuronal para empezar a charlar con las vecinas. En este proceso intervienen muchos tipos de moléculas como las hormonas y los neurotransmisores, los mensajeros químicos que las neuronas liberan para comunicarse.

La dieta es un factor importante en la modulación de la neurogénesis en el hipocampo y, por añadidura, del rendimiento intelectual. Nutrirse bien, cerebralmente hablando, implica cuatro factores:

1. Consumo calórico.
2. Frecuencia de las comidas.
3. Contenido de los alimentos.
4. Textura del alimento.

1. Por extraño que parezca, la restricción calórica no solo aumenta la longevidad, sino que también mejora la plasticidad neuronal, es decir, las conexiones entre las neuronas. También fomenta la función cognitiva y reduce los procesos inflamatorios (que suelen ser sinónimo de patología). Los beneficios del ayuno para el cerebro se ilustrarán más ampliamente en el capítulo de «Dietas selectivas y su impacto para el cerebro».

2. La frecuencia de comidas también juega un papel importante en la modulación de la neurogénesis hipocampal, incluso

con independencia de la restricción calórica. Cuando se extiende el tiempo entre comidas (el equivalente a no picar entre horas) se mejoran las tareas de la memoria y el equilibrio anímico.

3. El contenido nutricional ejerce una gran influencia sobre la memoria y el aprendizaje. Existen numerosos estudios en los que se han analizado los efectos positivos o negativos sobre la capacidad cognitiva de dietas enriquecidas con una gran variedad de alimentos. Entre los nutrientes que ejercen efectos positivos para la memoria se encuentran: ácidos grasos omega-3 (pescados azules) y otros ácidos grasos poliinsaturados, cafeína (café), curcumina (cúrcuma), etanol (alcohol a pequeñas dosis), flavonoides y resveratrol (frutos de bosque), microminerales (semillas, especias, frutas, verduras), vitamina A, vitamina E (aceites vegetales y frutos secos), vitamina D (huevos), vitaminas del complejo B (cereales, verduras, carnes magras, lácteos, pescados), yodo y zinc (ostras, frutos secos), etcétera. Puedes consultar el listado de nutrientes neurosaludables al final del libro.

Los menos neurosaludables consisten en dietas ricas en grasas saturadas, ácidos grasos *trans* y azúcares refinados (abundantes en margarinas, bollería y pastelería industrial, cremas de chocolate envasadas), así como el alcohol a dosis altas.

4. La textura de la comida también afecta a la neurogénesis hipocampal. La textura dura de los alimentos es menos beneficiosa para la memoria que la textura blanda. La explicación podría estar en que masticar mucho aumentaría el estrés que a su vez inhibe la proliferación neuronal. Por otra parte, la textura dura de los alimentos haría la masticación menos eficaz en su digestión, por lo que la digestión sería más lenta y dificultosa. Ello explicaría por qué se buscan las texturas agradables en los alimentos.

Las evidencias indican que, además del tipo de alimentación, la forma de comer tiene un enorme impacto en la memoria, el aprendizaje y el estado de ánimo.

¿Te sientes deprimido? La culpa es de tus tripas

Por todos es conocida esa placentera sensación tras deleitarse con una buena comida. Más allá del placer de la buena mesa, cada vez hay más evidencias que demuestran que la proporción de diversos microorganismos del intestino afectan al estado anímico en personas que sufren depresión y ansiedad.

Uno de los neurotransmisores que produce la microbiota es la serotonina, que en el cerebro contribuye al equilibrio emocional. Los niveles bajos de serotonina están relacionados con muchos trastornos psiquiátricos, como la depresión. De manera interesante, esta molécula se produce en un 85-90 por ciento en el intestino, mientras que las neuronas que producen serotonina en el cerebro tan solo llegan al 10 por ciento. El intestino también utiliza la serotonina en la regulación de sus movimientos para favorecer la digestión.

Además, el intestino produce el neurotransmisor gamma-aminobutírico (GABA) que actúa como inhibidor de la excitación de las neuronas. Sería el equivalente a decir que reduce «la charlatanería neuronal». El GABA también regula el tono muscular, y sin este, la musculatura voluntaria estaría permanentemente estimulada. El GABA nos ayuda a mantener un equilibrio en la excitabilidad neuronal. Estados alterados de este neurotransmisor se asocian a déficits de comportamiento, ansiedad, epilepsia y depresión.

Si identificamos los tipos de bacteria de la microbiota que influyen en la producción de estos neurotransmisores (serotonina y GABA) es probable que seamos capaces de reducir la ansiedad y la depresión. En esta línea, algunas investigaciones han demostrado que tomar una mezcla probiótica de bacterias vivas *Lactobacillus* (concretamente *Lactobacillus helveticus* y *Bifidobacterium longum*) ayuda a reducir los estados depresivos. Otros combinados de *Lactobacillus* son beneficiosos para mejorar la calidad del sueño (como son *Lactobacillus bulgaricus*, *Lactobacillus lactis*, *Lactobacillus rhamnosus*, *Bifidobacterium animalis lactis* y *Streptococcus thermophilus*). Estas bacterias se encuentran de manera natural en la microbiota del intestino y contribuyen a la fermentación láctica. Por ello, son abundantes en los yogures, el kéfir, la crema agria, la mantequilla y en la leche fermentada en general. También en productos fermentados como el chucrut (col fermentada) y en el miso (soja fermentada). Sin embargo, para que sean eficaces se deben tomar vivos y en la proporción adecuada, por lo que es conveniente acudir a **probióticos** comerciales que los contengan. Los probióticos se pueden encontrar en muchos herbolarios, farmacias, algunos supermercados y centros de alimentación especializada. En la etiqueta suele venir el tipo de bacterias que contienen con su nombre completo en latín. Por otra parte, el GABA se produce en gran cantidad por las bacterias intestinales *Lactobacillus brevis* y *Bifidobacterium dentium*, si bien aún no se han elaborado complementos probióticos con esta composición. Los preparados que se venden comúnmente como Lactobacilos o Bifidobacteria hacen referencia al nombre de esos géneros beneficiosos (*Lactobacillus* o *Bifidobacterium*) pero no son forzosamente la especie *L. brevis* o *B. dentium*.

Aunque quede mucho por descubrir sobre la relación intestino y estado anímico, lo que parece evidente es que la combinación de diferentes tipos de microorganismos en las dosis adecuadas nos ayuda a atenuar los cuadros depresivos.

En mi página web www.raquelmarin.net podrás leer resúmenes actualizados sobre este tema.

Intestino equilibrado para un sueño reparador

Mi abuela solía decir que «tripas llenas alaban a Dios», y luego añadía «de grandes cenas están las sepulturas llenas». Mi abuela no leyó nunca sobre la relación entre el insomnio y el microbioma, pero era una mujer sabia con un doctorado en la escuela de la vida.

Aunque las abuelas ya lo sabían con antelación, cada vez hay más estudios que demuestran la relación directa entre los ciclos circadianos (los que regulan el ritmo fisiológico del día y de la noche) y la función intestinal. La absorción de nutrientes y la movilidad del intestino están reguladas de una manera circadiana. A su vez, los ciclos digestivos están conectados con el cerebro, en particular con la región del hipotálamo.

Los ritmos circadianos de veinticuatro horas regulan la actividad rítmica de la microbiota. Las bacteriodetes tienen una actividad predominante durante el día, que decae durante la noche. Como se demostró en estudios en ratones, las variaciones en los niveles de este grupo de bacterias durante el día son el motor principal de las oscilaciones circadianas del resto de bacterias.

Las alteraciones en los hábitos alimenticios diarios afectan al ecosistema microbiótico intestinal. Estos cambios pueden deberse a seguir dietas selectivas distintas a las habituales, o a cambios en las dosis y horarios de la comida. En experimentos en ratones se observó que cuando se introducían cambios en los hábitos diarios de los ratones, se generaba una irregularidad bacteriana intestinal (o disbiosis). A su vez, la disbiosis producida por las alteraciones circadianas promovía intolerancia a la glucosa y obesidad tanto en ratones como en humanos.

Las alteraciones en el reloj de la microbiota intestinal actúan indirectamente en la capacidad para conciliar el sueño. Otro ejemplo de la influencia de nuestro reloj intestinal como apaciguador de nuestro cerebro es el caso de las variaciones en los niveles de cortisol (o hidrocortisona). El cortisol es una hormona producida en la parte superior de los riñones que aumenta su nivel en sangre en situaciones de estrés. Actúa incrementando el nivel de glucosa en sangre y el metabolismo tanto de los carbohidratos como de las grasas y las proteínas. Niveles altos de cortisol también disminuyen la neurogénesis cerebral como consecuencia de un tiempo de insomnio prolongado. Siendo una hormona relacionada con el estrés, sus niveles deberían estar más bajos durante la noche para ayudarnos a conciliar el sueño y más altos al levantarnos, cuando tenemos que iniciar nuestra actividad. Por ello es conveniente reducir el estrés antes de irse a la cama. Procurar no trabajar hasta última hora si no es necesario, no hacer ejercicio intenso antes de ir a dormir y mantener un sueño periódico (respetar el horario del sueño, crear un ambiente relajante, etcétera). Las bacterias intestinales no producen directamente cortisol, pero fabrican en su metabolismo algunas proteínas denominadas citoquinas que intervienen en la producción de cortisol. Además del azúcar refinado, los alimentos ricos en grasa y las bebidas energéticas, el consumo de cítricos (limón, naranja, pomelo, mandarina), los alimentos muy salados y el regaliz pueden aumentar el nivel de cortisol. Evita tomarlos por la noche.

En lugar de contar ovejitas para dormir ¡Vamos a contar con el reloj biológico del intestino!

Los desequilibrios del intestino producen fallos en la mente

Suelo asistir al Congreso Mundial de Alzhéimer y Párkinson que tiene lugar cada dos años. Miles de neurocientíficos de todo el mundo acuden para comentar los últimos hallazgos sobre estas dos devastadoras enfermedades neurodegenerativas, las demencias más frecuentes al envejecer. En épocas recientes se incorporan sesiones sobre el impacto de la microbiota intestinal desequilibrada (disbiosis) en estas enfermedades (ver pliego de fotos, ilustración 7). Es frecuente encontrar en estos pacientes pérdida de peso, trastornos alimentarios y estreñimiento como resultado de la pérdida de la movilidad de la musculatura intestinal. Los últimos hallazgos son unánimes: El desequilibrio intestinal contribuye al desarrollo de estas demencias. Y viceversa, la neurodegeneración tiene efectos nocivos en el intestino.

En algunos estudios efectuados en ratones que reproducen los trastornos de la patología de alzhéimer se comparó la microbiota intestinal de ratones jóvenes y envejecidos frente a ratones sanos. Se observó que los ratones enfermos presentaban disbiosis. Sorprendentemente, cuando trasplantaban la microbiota desequilibrada de ratones envejecidos con alzhéimer a los ratones jóvenes normales ¡Estos últimos generaban defectos en su rendimiento cognitivo! En otras palabras, la neurodegeneración de alzhéimer se contagiaba a los ratones sanos tan solo trasplantando la flora intestinal de ratones enfermos. De manera asombrosa, incluso se llegaban a observar **placas seniles** (depósitos insolubles típicos de cerebros con alzhéimer) en el intestino.

Por otra parte, el alzhéimer también parece comunicar desde el cerebro al intestino, observándose que el progreso de la neurodegeneración produce una disminución del peso de los animales y disbiosis intestinal. En el intestino de cerebros con alzhéimer se observaba una reducción de bacteriodetes y *Bifidobacterium*, lo que fomentaba la respuesta inflamatoria. Como comentamos en el apartado «El intestino está lleno de microorganismos», en la obesidad también se observa una disbiosis similar.

> La obesidad y el alzhéimer presentan desequilibrios similares en la microbiota intestinal. Más aun, la obesidad en la edad madura se considera un desencadenante de riesgo de padecer alzhéimer posteriormente.

En el caso del párkinson, en otro modelo de ratón se demostró que la disbiosis intestinal fomentaba los problemas motores y de neuroinflamación típicos de esta enfermedad. Cuando se modificaba el desequilibrio de la microbiota mediante recolonización con bacterias se atenuaban los síntomas del párkinson, demostrando que el intestino modulaba la neuropatología. También se observaban efectos beneficiosos utilizando antibióticos para reducir algunas bacterias del filotipo firmicutes. Estos hallazgos sugieren que el origen del párkinson podría estar en la disbiosis del intestino. Como consecuencia, se desarrollarían los síntomas de neurodegeneración y pérdida motora característicos de la enfermedad. Por otra parte, otros estudios apuntan a que los problemas neuronales del párkinson causan posteriormente la disbiosis intestinal. ¿Quién es el primer afectado, el cerebro o el intestino? Todavía no está claro, pero sin duda ambos se ven perjudicados como consecuencia de los efectos tóxicos del otro.

El alzhéimer y el párkinson son todavía incurables. La única cura es la prevención. Los consejos dietéticos no son universales, ya que cada persona posee su propia «huella dactilar intestinal». Sin embargo, hay datos fehacientes sobre la importancia del intestino saludable para un cerebro saludable. No se pueden controlar todos los factores patológicos, pero contamos con una herramienta de prevención primaria de problemas neurológicos. Puedes ser tu médico preventivo que escucha las voces de su interior.

Probióticos, antibióticos y trasplantes fecales para combatir el alzhéimer y el párkinson

En las nuevas terapias para paliar enfermedades cerebrales se están buscando estrategias para restaurar el equilibrio de la microbiota intestinal. Las tres más predominantes son:

1. Incorporar suplementos de probióticos, es decir, microorganismos vivos para equilibrar la microbiota intestinal.

2. Tratar con antibióticos antimicrobianos para evitar microorganismos intestinales que estén en exceso y volver así a un equilibrio saludable.

3. Trasplantar microorganismos intestinales de una persona sana a una persona enferma, con el objetivo de reponer en el paciente la microbiota desequilibrada.

1. El tratamiento con probióticos consiste en suministrar mezclas de microorganismos vivos intestinales para aliviar la depresión, la ansiedad, el estrés, el insomnio y estabilizar el estado de ánimo. Por ejemplo, se ha demostrado que tomar una mezcla de probióticos que combina bacterias tipo *lactobacillus* y *bifidobacterium* durante tres meses en personas con principio de alzhéimer mejora la memoria. Alternativamente, es muy saludable tomar bebidas fermentadas sin pasteurizar procedentes de lácteos, verduras o granos (yogur, kéfir, crema ácida, kombucha, suero de leche, jugo de col, gilaburu) que contienen abundancia de estos microorganismos.

2. Otra estrategia plausible para mejorar la salud cerebral consiste en el tratamiento con antibióticos para reducir algunos tipos de microorganismos con niveles elevados en el intestino. Algunos de estos antimicrobianos reducen las poblaciones de tipos de bacteria Probacteria, cuyo exceso se ha relacionado con problemas de memoria y aprendizaje. De esta manera, reduciendo la población de estas bacterias, se puede mejorar la memoria. Otros antibióticos, como la rifaximina, mejoran los niveles de otro tipo de bacteria intestinal, los *lac-*

tobacillus, lo que parece aliviar síntomas de estrés.

3. Una novedosa estrategia terapéutica es el trasplante de microbiota fecal (bacterioterapia fecal). Es una técnica que utiliza la materia fecal de un donante sano para inocularla en el tracto intestinal de una persona con una enfermedad del sistema nervioso y restaurar así el equilibrio de la microbiota del paciente. Esta técnica está aún poco desarrollada, pero se han obtenido resultados prometedores en algunos casos de pacientes con párkinson, alzhéimer o esclerosis múltiple, que presentan mejoría tanto en el cerebro como en el intestino.

Otros estudios apuestan por analizar los niveles de microorganismos intestinales en el paciente, para poder establecer un diagnóstico más acertado y hacer tratamientos más personalizados según el perfil específico de cada persona. Estas terapias dirigidas son complejas en su desarrollo, dada la gran variedad de microorganismos distintos que hay en el intestino, que cuenta con más de mil especies distintas.

4

Tienes un invitado a comer: el cerebro

«Dime lo que comes y te diré cómo está tu cerebro.»

*E*n los capítulos anteriores se ha resaltado la importancia de ingerir los nutrientes adecuados para el cerebro. Se trata de un órgano con una alta concentración de grasa «funcional» y agua, y de gran consumo metabólico. A continuación, se detallan alimentos que necesita tu cerebro para sentirse en forma.

El cerebro no come de todo

La frase «somos lo que comemos» se ha hecho muy popular. Sin embargo, no constatamos un impacto inmediato de la ingesta en nuestro bienestar o malestar. Por ende, se suele olvidar este concepto con las prisas por comer o beber algo rápido para matar el hambre, o la atracción fatal que producen los dulces.

La alimentación adecuada contribuye a mantener la salud cerebral a largo plazo. Adquiriendo los alimentos que el cerebro necesita y eliminando de la dieta los que son nocivos, se fomenta el rendimiento cerebral tanto en la actividad intelectual como en la estabilidad emocional ahora y siempre.

No hay alimentos milagrosos, ni un remedio para todo. Alimentar al cerebro adecuadamente es un proyecto de vida, que comienza desde las primeras ingestas y se prolonga en el tiempo. Se precisa que el cerebro se mantenga en forma durante un largo recorrido de décadas de existencia. Ello no es incompatible con el placer de una buena mesa, pero hay que distinguir entre comer bien y abusar de alimentos.

En este capítulo, se facilita una amplia información sobre nutrientes saludables y no saludables para el cerebro. Dada la gran cantidad de información nutricional, se incluye al final de cada apartado una tabla resumen que sirva de guía. Además, al final del libro hay un glosario de componentes neurosaludables, características y los alimentos que los contienen en abundancia.

BEBER AGUA, SOBRE TODO AGUA

Uno de los ingredientes esenciales para disfrutar de un cerebro saludable es algo tan sencillo como el consumo de agua. El agua representa aproximadamente el 70 por ciento del total del peso corporal de una persona adulta y es incluso más abundante en un recién nacido.

El agua es el elemento fundamental para el transporte de nutrientes. Por otra parte, el cerebro contiene una gran red de vasos sanguíneos que le aportan oxígeno y nutrientes. El agua es el vehículo por excelencia para favorecer el flujo sanguíneo y la circulación de la sangre. En consecuencia, hay que beber agua de manera regular y no esperar a tener mucha sed para beber de golpe un litro de agua. De manera genérica, una persona adulta necesita dos litros y medio de agua al día, de los cuales, aproximadamente un litro se incorporan en la comida. El otro litro y medio hay que incorporarlo en la bebida. Tan solo con una deshidratación de entre el 6 y el 10 por ciento de agua en el organismo notaríamos sensación de mareos, vértigo, cefaleas y una pérdida generalizada de las facultades físicas y mentales.

Se pueden incluir bebidas saludables con moderación, como zumos naturales o caseros de naranja, limón, papaya, plátano, fresa, piña, pera, manzana, remolacha, zanahoria, tomate o cualquier otra fruta u hortaliza disponible según la época del año. Adicionalmente, se pueden tomar infusiones naturales (de menta, poleo, manzanilla, té verde), incluso una copa de vino o cerveza ocasionalmente (no sobrepasar las siete o nueve por semana). En el caso de la cerveza, hay que tener en cuenta que puede contener nitrosaminas (sustancias cancerígenas), si bien las cantidades de estas moléculas se han reducido considerablemente en los últimos años. Entre sus propiedades beneficiosas para el cerebro se encuentra su alto contenido en vitamina B1.

¿Y el café? Esta bebida se considera psicoactiva, es decir, estimulante del cerebro y la capacidad cognitiva. Contiene polifenoles con propiedades antioxidantes. Los principios bioactivos principales del café son la cafeína y el ácido cafeico, que también se encuentran en el té, el cacao y el chocolate negro. La cafeína tiene efectos muy amplios en el sistema nervioso, incluyendo potenciar la atención y la memoria, y efectos antioxidantes. En estudios epidemiológicos en personas mayores de 65 años, se demostró que una taza de café al día (62 miligramos) reducía el posible deterioro cognitivo, en particular en mujeres. El ácido cafeico también ha demostrado tener propiedades antioxidantes, antiinflamatorias y neuroprotectoras frente al deterioro como consecuencia del alzhéimer. Incluso se ha observado mejoría frente al daño cerebral producido por toxicidad inducida por aluminio y por la **isquemia cerebral**, donde el café parece amortiguar las lesiones cerebrales producidas por estos factores. La isquemia cerebral se produce como resultado de una obstrucción del riego sanguíneo en alguna zona del cerebro, dificultando la llegada de oxígeno y nutrientes a las neuronas.

Las dosis de cafeína y ácido cafeico que cada persona necesita para obtener estos efectos beneficiosos pueden variar mucho dependiendo de la edad, género, peso de la persona (cuanto menos peso, más efecto de la cafeína) y del momento del día en el que se consume. Por ejemplo, si se toma en ayunas, el efecto estimulante es mayor que después de una comida. Es particularmente estimulante el primer café del día por la mañana, más que si lo tomamos después de comer.

No obstante, el consumo de más de tres tazas de café al día (de doscientos a ochocientos miligramos) tiene efectos adversos tales como ansiedad, insomnio, taquicardia, nerviosismo y pérdida de concentración y de rendimiento intelectual. Además, crea dependencia. Es frecuente en grandes consumidores la sensación de síndrome de abstinencia y presencia de cefaleas cuando reducen la ingesta de esta bebida estimulante.

Otro tipo de bebidas se han usado tradicionalmente en muchas sociedades y culturas originarias de diversos países de Europa y Oriente. Están basadas en fermentaciones de bajo alcohol procedentes fundamentalmente de diversos tipos de lácteos sin pasteurizar (kéfir, ayran, suero de leche, lassi), de cereales (boza y natto, soja fermentada), de frutas (jugo de col, gilaburu del arándano), de hierbas y especias aromáticas (cerveza de jengibre, kombucha). Muchas de ellas se consideran neurosaludables porque contienen microorganismos que contribuyen a fermentar los carbohidratos en el intestino y degradar proteínas, grasas y fibra. Además, cuando se toman estos alimentos fermentados se fomenta en el intestino la producción de ácidos grasos de cadena corta (ácido acético, ácido butírico, ácido propiónico) que son beneficiosos para el cerebro.

Dentro de las bebidas perjudiciales, merecen atención especial las bebidas y refrescos azucarados tan extendidos en su consumo y tan perturbadores de un estado de vida saludable. Las bebidas y refrescos azucarados no sustituyen el agua. Por el contrario, aumentan el riesgo de enfermedades como la obesidad, diabetes y enfermedades neurodegenerativas. El consumo de estas bebidas ha crecido considerablemente en la última década en el total de la población mundial. En particular en la población infantil y juvenil. En un estudio efectuado en 40.000 estadounidenses se calculó el consumo de refrescos, sodas y zumos azucarados por rango de edad, llegando a estos porcentajes sorprendentes:

- 40 por ciento de los niños menores de 11 años
- 51 por ciento de los adolescentes menores de 20 años
- 50 por ciento de los jóvenes adultos menores de 35 años
- 30 por ciento de los adultos mayores de 35 años

Estas bebidas aportan aproximadamente unas trescientas kilocalorías al día, si bien no contribuyen a incorporar nutrientes aprovechables para el organismo. Estas kilocalorías representan tan solo una «propina» para el organismo que fomenta el aumento de peso, sin que contribuyan a alimentarnos. Si bien estas cifras corresponden a estadísticas de la población estadounidense, estos hábitos nada saludables se dan también con frecuencia en la población infantil y juvenil en Europa.

Por otra parte, el consumo de bebidas energéticas se ha triplicado entre los adolescentes en los últimos años, aportando unas 170 kilocalorías al día. Esto aumenta el riesgo de afecciones cardiovasculares y neurológicas, por las altas dosis de cafeína que estas bebidas contienen.

Las bebidas azucaradas no son una fuente de energía para el cerebro y no aportan beneficios para el organismo, si bien reúnen características que pueden acarrear problemas de salud. Entre los problemas que se han demostrado científicamente se encuentran el aumento de la obesidad, problemas cardiovasculares, desórdenes metabólicos (diabetes), enfermedades neurológicas, problemas hepáticos y dependencia o adicción.

PAUTAS DE INGESTA DE LÍQUIDOS NEUROSALUDABLES	PAUTAS DE INGESTA DE LÍQUIDOS NEUROTÓXICOS
• Agua (al menos dos litros al día) • Agua mineral con gas (con moderación) • Té verde (sin azúcar) • Infusiones a base de hierbas (sin azúcar) • Café (una o dos tazas al día, sin azúcar) • Zumos de frutas naturales sin azúcar (uno o dos vasos al día) • Bebidas fermentadas sin pasteurizar de bajo contenido en alcohol (kéfir, ayran, suero de leche, lassi, boza, jugo de col, gilaburu, cerveza de jengibre, kombucha natto) • Máximo siete copas de vino (14° de alcohol), o nueve cervezas (5° de alcohol) a la semana.	• Poca agua (menos de dos litros al día) • Infusiones y té con abundante azúcar refinada • Café (más de tres tazas al día) • Zumos azucarados a base de fruta • Gaseosas o sodas, refrescos y otras bebidas refrescantes con azúcar, así como las bebidas isotónicas con abundante cafeína o taurina • Exceso de bebidas alcohólicas.

El nombre genérico carbohidratos hace referencia a un grupo de macronutrientes utilizados por nuestro organismo como fuente de energía metabólica. Cuando hablamos de «azúcares» solemos englobar, además de los carbohidratos, una gran cantidad de compuestos con propiedades endulzantes. Existen distintos tipos de azúcares, algunos de ellos saludables, y otros perjudiciales para la salud.

La dieta actual es mucho más azucarada, y por tanto más rica en calorías, de lo que era hace tan solo unos cincuenta años. Desde la década de los años setenta del siglo pasado, se calcula que el consumo de azúcar por persona en América, Europa y Oceanía es de entre cien y doscientos gramos al día. Ello hace incorporar aproximadamente unas 350 kcal/día por persona, lo que significa un consumo promedio anual de entre cuarenta y cinco y setenta kilos de azúcar por persona. En Estados Unidos, se calcula que el consumo anual llega a los noventa y cinco kilos. Sin embargo, las recomendaciones dietéticas saludables aconsejan que el consumo de azúcar natural sea un 5 por ciento del total de kilocalorías energéticas, es decir, unas cinco o diez veces menos del consumo actual. ¡Nunca se ha consumido tanto azúcar como en la época actual! No obstante, no todo el azúcar es nutricional o energético. Analicemos las diferencias.

Un azúcar sencillo es una molécula de pequeño tamaño, monosacárido (glucosa, fructosa) o disacárido (lactosa o sacarosa, de la unión de glucosa y fructosa) que se encuentra de manera natural en los alimentos (frutas, verduras, carnes, caña de azúcar). Estos azúcares sencillos son de pequeño tamaño y por lo tanto fácilmente asimilables por el organismo. Se incorporan rápidamente a la sangre desde el momento en que los ingerimos. Otros azúcares naturales son más complejos, formados por largas cadenas de azúcares sencillos que requieren un proceso digestivo más elaborado. Tal es el caso del almidón, un azúcar polisacárido de asimilación lenta que contiene miles de moléculas de glucosa. El almidón se encuentra en el arroz, el maíz, el trigo, la cebada, el centeno, la avena, el sorgo, el mijo, la sémola, el bulgur, la quinoa, el garbanzo, la lenteja, la judía blanca y negra, y otros muchos granos y semillas. También en tubérculos como la patata, la batata, la yuca o el nabo.

Por otra parte, los azúcares modificados de asimilación rápida son agregados de azúcares como la melaza y el sirope de maíz que han sido modificados para aumentar su contenido en fructosa. De esta manera, estos siropes tienen un 55 por ciento de fructosa y un 45 por ciento de glucosa, frente a la sacarosa que contiene un 50 por ciento de fructosa y un 50 por ciento de glucosa. Estos siropes endulzan los alimentos de manera más eficaz, son mejores conservantes y por lo tanto resultan más rentables económicamente, por lo que han reemplazado al azúcar natural de la sacarosa. Se usan como aditivos en una gran parte de los alimentos preparados (lácteos, leches vegetales azucaradas, refrescos y zumos azucarados, bebidas energéticas, chocolates, salsas, embutidos, cereales de desayuno modificados, panes, helados, caramelos, pastas, encurtidos, bollería y pastelería industrial).

Hagamos un análisis de su trayectoria histórica y fisiológica. La fructosa se encuentra de manera natural en muchas frutas. Sin embargo, empezó a consumirse exponencialmente con la comercialización de los siropes de maíz modificados, que se empezaron a desarrollar hace aproximadamente treinta y cinco años. De esta manera, el uso del sirope de maíz con alto contenido en fructosa se incorporó con mucho éxito a las bebidas y alimentos, hasta el punto de que actualmente es el favorito en los alimentos comerciales que contienen azúcar. Así, el consumo de fructosa aumentó unas diez veces en un tiempo récord de doscientos años, pasando de cinco kilos/persona en el siglo XIX a entre cuarenta y cinco y setenta kilos por persona en la actualidad. Por el contrario, en la dieta de nuestros antepasados antes de la «era del azúcar» no era imprescindible consumir mucha fructosa diariamente, ya que la fruta y verdura frescas no eran siempre accesibles. El azúcar básico por excelencia en las diferentes culturas de la historia provenía del almidón, rico en glucosa, que se ingería en sus diferentes formas de grano y cereal según su cultivo y disponibilidad.

¿Qué ocurre al ingerir un exceso de fructosa proveniente de azúcares añadidos de los alimentos? La fructosa es dos veces más endulzante que la glucosa, pero no es esencial para ninguna función fisiológica conocida. Se asimila peor por el organismo a nivel del intestino, lo que a veces produce sensación de flatulencia e inflamación intestinal. Cuando entra en la sangre, se metaboliza en el hígado en distintos compuestos que pueden acabar en una cierta proporción convertidos en glucosa. Sin embargo, una parte nociva de la fructosa es que incrementa la formación de lípidos en el hígado (lipogénesis), lo que en el medio plazo puede dañar este órgano. Además, fomenta la resistencia a la insulina en el páncreas (lo que podría derivar en diabetes) y el aumento de colesterol malo en sangre (LDL). Por otra parte, la abundancia de fructosa no desencadena señales de saciedad a nivel del cerebro. En consecuencia, mantenemos activos los mecanismos de necesidad de comer y se tiene tendencia a comer más de lo necesario energéticamente. En definitiva, añade calorías sin nutrir, mientras mantiene las ganas de comer.

Por el contrario, la glucosa se utiliza directamente como combustible por todas las células del organismo. La glucosa constituye el combustible energético por excelencia de las neuronas. En el cerebro, el transporte de glucosa a las neuronas es extremadamente importante, si bien dispone de sus propios sistemas de gestión de la misma sin depender de la insulina.

> Los niveles bajos de glucosa en sangre, o un incorrecto transporte de la glucosa a las células, pueden producir trastornos irreversibles en el cerebro.

El equilibrio de los niveles de glucemia en sangre es tan importante para las neuronas que enfermedades como la diabetes aumentan el riesgo de padecer alzhéimer. La diabetes cursa con una desregulación de la producción de insulina y por consiguiente la glucosa permanece en sangre sin llegar a las células. Esto puede generar un metabolismo anómalo de las neuronas y desencadenar déficits de memoria.

La fructosa y la glucosa no se metabolizan de la misma manera. No desencadenan las mismas señales hormonales.

Aproximadamente, entre diez y quince minutos después de comer, la glucosa ingerida se absorbe rápidamente a través del intestino y pasa a la sangre. La insulina secretada por el páncreas incrementa sus niveles cuando aumenta el nivel de glucosa en sangre (glucemia) y se encarga de transportar la glucosa al interior de las células. Sus niveles en sangre se reducen de nuevo cuando el nivel de glucemia disminuye, lo que suele ocurrir entre dos y tres horas después de comer. Un cierto porcentaje de la glucosa (15-20 por ciento por ciento) llega al hígado donde se almacena como combustible de reserva energética. De esta manera, gracias a la insulina y la actividad hepática, el organismo se adapta a las necesidades energéticas de glucosa dependiendo de las circunstancias fisiológicas.

En contraste, el metabolismo de la fructosa no se coordina con las necesidades energéticas del organismo. Tan solo una parte se metaboliza por el intestino, pero no activa la producción de insulina de manera inmediata. Las neuronas tampoco disponen de mecanismos de transporte eficacespara la fructosa. En consecuencia, el hígado debe aumentar su actividad metabólica para gestionar el exceso de fructosa. Ello puede generar la enfermedad del hígado graso no alcohólico, con un incremento de la formación de componentes tóxicos denominados productos finales de la glicación avanzada (AGE en inglés). Los AGE son compuestos moleculares que derivan de la unión de derivados de los azúcares con proteínas y lípidos. Los AGE desencadenan procesos tóxicos que interfieren en la función de las células, afectando su metabolismo lipídico, la respiración y las defensas. Se consideran por tanto causantes de respuestas inflamatorias, obesidad, enfermedades metabólicas, problemas cardiovasculares y hepáticos, envejecimiento prematuro y enfermedades neurodegenerativas.

¿Qué otros efectos ocurren con la ingesta brusca de azúcar de asimilación rápida? Desde que se incorpora en abundancia azúcar de asimilación rápida (por ejemplo, una bebida azucarada, frutas en conserva, caramelos, helados, etcétera), el organismo se pone en marcha para poder gestionar esa llegada repentina masiva de azúcar. Esta acción se suele acompañar de una sensación de fatiga muscular y cerebral, pérdida de concentración, sensación de cansancio y somnolencia. Por otra parte, cuando se incorporan dosis moderadas de azúcares más complejos (por ejemplo, tras ingerir un plato de arroz integral), la asimilación de estos azúcares es progresiva. Los niveles de glucemia en sangre no sufren cambios bruscos en la producción de insulina, consiguiendo un ritmo paulatino de regulación de la glucemia, con repercusiones más saludables para el organismo y el cerebro en particular.

Aún hay más agravantes por el alto consumo de fructosa. Hay investigaciones recientes que demuestran que los excesos en el consumo de este azúcar durante la gestación pueden afectar a la siguiente generación. Un estudio efectuado por investigadores australianos, demostró que cuando se daban bebidas azucaradas ricas en fructosa (al 55 por ciento) o sacarosa a ratonas durante la gestación o la lactancia, se producía en los descendientes un aumento del contenido en grasa hepática, grasa abdominal, ácidos grasos en el plasma de la sangre y, en general, un perfil de ácido graso hepático metabólicamente desfavorable. En particular, los efectos nocivos eran más evidentes en las ratonas que habían consumido bebidas azucaradas de alto contenido en fructosa, el equivalente a los refrescos azucarados de uso común. Aunque estos resultados no pueden ser trasladados directamente a la repercusión en humanos, representan las primeras evidencias del impacto perjudicial de las bebidas azucaradas ricas en fructosa en la descendencia, cuando se consumen durante el embarazo y la lactancia en mamíferos.

A continuación tienes una Tabla resumen de los efectos en el organismo de la glucosa y la fructosa. Lo más aconsejable es que el contenido nutricional diario sea mayor de glucosa que de fructosa, y en una adecuada proporción. El consumo de frutas naturales no debe ser abusivo, sino constituir aproximadamente un 9 por ciento del total diario de alimentos. Por otra parte, es conveniente ingerir la glucosa en alimentos que la contienen en oligosacáridos de asimilación lenta (arroz, pastas no azucaradas, cereales, legumbres, frutos secos). Prescindiendo de los azúcares añadidos de la amplia gama de bebidas y alimentos endulzados, y manteniendo una dieta variada de fruta, verdura, granos, semillas y lácteos sin endulzar se puede conseguir una incorporación saludable de glucosa para nuestras neuronas.

AZÚCARES NATURALES SALUDABLES (con contenido en glucosa > 50%)	AZÚCARES REFINADOS NO RECOMENDABLES (con contenido en fructosa > 50%)
Absorción eficaz por el intestino	Absorción parcial por el intestino (puede producir flatulencia, digestiones lentas, inflamación intestinal)
Aumenta la producción de las reservas de glucosa (glucógeno)	• Aumenta la producción de las reservas de lípidos, que pueden ser nocivas para el hígado, fomentando el hígado graso no alcohólico. • Aumenta la producción del colesterol «malo» (LDL)
Aporta energía metabólica	Precisa de mayor procesamiento metabólico para aportar energía
Es esencial para el funcionamiento de las células del organismo, y las neuronas en particular	No es esencial para el funcionamiento de las células del organismo, no se metaboliza por las neuronas. Puede ser neurotóxico
Desencadena señales de saciedad aproximadamente a los 15-20 minutos de haberse ingerido	No desencadena señales de saciedad por lo que se sigue teniendo hambre
Óptimo para las actividades musculares y cerebrales	Sensación de fatiga muscular y cerebral, pérdida de concentración, sensación de cansancio y somnolencia
Equilibrio saludable en el cerebro si se combina con ejercicio regular (treinta minutos de ejercicio al día)	Aumenta el riesgo de obesidad y enfermedades metabólicas (diabetes) lo que se correlaciona con un aumento de enfermedades del cerebro
En animales de experimentación, su consumo durante la gestación fomenta el normopeso en la descendencia	En animales de experimentación, su consumo durante la gestación fomenta el sobrepeso en la descendencia y perfiles de grasas desfavorables.

En las charlas que imparto en los Centros de Mayores sobre salud cerebral, bromeo con que la tarta de cumpleaños es precisamente una vez el año. Ellos se suelen quejar de que los alimentos sin azúcar son amargos, agrios o ácidos. Tienen sus razones, ya que estamos acostumbrados a un paladar orientado al dulce. Un zumo de fruta natural, yogur, café o cacao puro nos parecen desagradables. Tampoco son particularmente saludables algunos edulcorantes muy extendidos actualmente como sustitutos del azúcar. Tal es el caso del aspartamo, una molécula endulzante ampliamente extendida, que se considera cancerígena y puede provocar dolores de cabeza, insomnio, alergias y cambios de humor. Por otra parte, el acesulfamo potásico se está utilizando cada vez más como edulcorante de mesa, ya que es mucho más endulzante (hasta 200 veces más) que el azúcar, si bien sus efectos en el organismo en el medio plazo son aún desconocidos. ¿Por qué no recuperar el placer de sabores sin azúcar? El paladar puede abrirse a nuevas y variadas sensaciones, hacerse más sensible para captar las sutilezas de los sabores. Al mismo tiempo, eliminamos el efecto adictivo del azúcar y reducimos la necesidad de tener abundancia de alimentos endulzados en la despensa.

Se puede consultar la Tabla expuesta a continuación, para distinguir los alimentos que tienen azúcares naturales y azúcares refinados.

ALIMENTOS CON AZÚCARES NATURALES SALUDABLES	ALIMENTOS CON AZÚCARES REFINADOS NO RECOMENDABLES
• Panes integrales de harina con grano entero molido y, si es posible, elaborados a partir de masa madre	• Pan blanco, pan integral de otras harinas que no provienen de grano entero, panecillos y bollería de larga caducidad
• Miel, jalea real, jarabe de arce, miel de palma, azúcar de la palma de coco, y otros extractos vegetales naturales sin aditivos (una cucharada diaria)	• Azúcar blanca refinada, azúcar morena, sirope de maíz, melaza, mermeladas, edulcorantes (la estevia no es un azúcar, no está incluida en esta lista)
• Arroz blanco natural, arroz integral, trigo, maíz, quinoa, sémola, tapioca, muesli sin azúcar, gofio, bulgur, cebada, espelta, centeno, pastas a base de grano entero	• Cereales de desayuno modificados y azucarados, arroz modificado de cocción rápida
• Fruta natural con moderación (un par de piezas de fruta al día)	• Fruta envasada, bebidas azucaradas a base de fruta
• Frutos secos al natural (nuez, almendra, avellana, anacardo, pistacho, cacahuete, altramuz, piñón)	• Palomitas, frutos secos modificados y azucarados, helados, caramelos
• Legumbres (lenteja, garbanzo, guisante, judía blanca y negra)	• Platos precocinados con azúcares añadidos y ricos en grasas saturadas
• Verduras y hortalizas frescas.	• Salsas, jugos y platos preparados de verduras y hortalizas con azúcares añadidos.

Se ha mencionado anteriormente que el cerebro consume aproximadamente un 20 por ciento del total del oxígeno del cuerpo. Consecuentemente, genera gran cantidad de radicales libres, es decir, residuos resultantes del metabolismo del oxígeno. El acúmulo de estos radicales libres genera procesos prooxidantes, es decir, procesos de oxidación de moléculas que pueden resultar tóxicos para las células. Por contra, las células también cuentan de manera endógena con sistemas antioxidantes, proteínas que previenen o retardan los procesos tóxicos de oxidación. Cuando existe un mayor número de procesos prooxidantes que de antioxidantes se produce un desequilibrio adverso denominado estrés oxidativo. El estrés oxidativo en el cerebro se desencadena por pautas alimentarias inadecuadas, consumo elevado de tabaco y alcohol, situaciones medioambientales nocivas (contaminantes ambientales) y procesos de estrés nervioso o ansiedad, entre otros.

El estrés oxidativo afecta especialmente al cerebro al ser más susceptible a la oxidación por el alto consumo de oxígeno y por ser un órgano muy graso. La oxidación de las grasas del cerebro también es perjudicial. Además, el cerebro cuenta con una menor capacidad para combatir el estrés oxidativo que otros órganos. Muchas enfermedades del cerebro y los nervios, como el alzhéimer, el párkinson y la esclerosis múltiple se asocian a un aumento del estrés oxidativo. El estado prolongado de estrés oxidativo acelera el progreso de estas patologías.

Por consiguiente, es importante conocer qué pautas alimentarias son prooxidantes (perjudiciales para el cerebro) y cuáles son antioxidantes (protectoras del cerebro).

Pautas prooxidantes perjudiciales para el cerebro:

1) **El consumo de carnes sobrecalentadas a la barbacoa horizontal o a la parrilla.** Estos procesamientos de carnes y pescados en contacto con las llamas producen un aumento de radicales libres y sustancias nocivas como los benzopirenos (hidrocarburos heterocíclicos) considerados prooxidantes y

cancerígenos. La grasa quemada se coloca por encima de la comida, lo cual es nocivo al comerlo. La producción de los benzopirenos es menor en las carnes blancas (pollo, conejo, pavo, magro de cerdo) frente a las rojas (buey, vaca, cordero), y si la carne se cocina poco tiempo (cuanto más hecha, peor). Si se usa una barbacoa, lo más aconsejable es usar barbacoas verticales en lugar de horizontales.

2) **El consumo de dietas ricas en grasas saturadas** abundantes en carnes grasas, embutidos, salchichas, mantecas, aceite de palma, quesos, bollería y pastelería industrial son también generadores de procesos prooxidantes.

3) **El consumo de alcohol.** En el capítulo «¿El alcohol mata las neuronas?» se comentó que el alcohol podía ser neurotóxico. Una dosis alta o un consumo prolongado de alcohol aumentan el estrés oxidativo. No todas las personas disponen de la misma capacidad para metabolizarlo. Las dosis nocivas dependen de cada organismo según la edad, el género y los hábitos. En general, se considera que en las mujeres una dosis moderada equivaldría a unos 125 ml diarios de vino o cerveza, mientras que en el hombre pueden ser unos 250 ml. También es conocida la menor tasa de la enzima que metaboliza el alcohol en las personas de origen oriental.

4) **Los AGE son compuestos tóxicos que aumentan el estrés oxidativo.** En el párrafo sobre «Azúcares naturales frente a azúcares refinados» se habló de la formación de productos finales de la glicación avanzada (AGE) como consecuencia del consumo de bebidas y alimentos azucarados.

5) **Los alimentos que contienen ácidos grasos trans (o grasas hidrogenadas), como la margarina y la grasa vegetal.** En el cerebro, las grasas *trans* son muy nocivas ya que se insertan en las membranas de las neuronas e impiden su correcto funcionamiento, provocando déficits en todos los procesos cerebrales. Además, interfieren en la formación de las vainas de mielina de los nervios, necesarias para que la comunicación entre las neuronas se haga correctamente.

Actualmente, existen numerosos estudios que han demostrado una correlación entre la ingesta de ácidos grasos *trans* y el desarrollo de alzhéimer en personas mayores, y depresión en jóvenes.

Los ácidos grasos *trans* no son ácidos grasos naturales. Se crearon para convertir un aceite vegetal (líquido a temperatura ambiente) en una grasa (sólida a temperatura ambiente) por procesos de hidrogenación. Esta estrategia tuvo una gran acogida en la industria alimentaria, ya que permitía conservar más tiempo los alimentos sin que se estropearan. Sin embargo, hace más de una década se determinó que estos ácidos grasos son nocivos para la salud. De hecho, la Organización Mundial de la Salud indica que una dieta saludable debe evitar estas grasas. Por otra parte, la Administración de Alimentos y Medicamentos de Estados Unidos (la FDA) aconsejó retirarlos del mercado alimentario. La implementación de políticas restrictivas respecto al uso de grasas *trans* en alimentos para el consumo ya ha comenzado a dar sus frutos, habiéndose observado en cuatro años (2007-2011) un descenso del 6,2 por ciento de hospitalizaciones por ataque cardíaco e **ictus** en condados de Estados Unidos que aplicaron estas restricciones. En los países europeos, la mayoría de los productos contienen entre 0,5 y 2 por ciento totales de grasas *trans* respecto al total de grasas, y están totalmente prohibidas en las fórmulas nutricionales infantiles. Sin embargo, hay aún productos con un 40-50 por ciento de estas grasas, en particular en las palomitas de microondas, margarinas, galletas (en particular las rellenas de chocolate), bizcochos y bollería infantil, cereales con chocolate y patatas fritas. Se calcula que el consumo por europeo diario energético es de 1 por ciento inferior al 2 por ciento de consumo en los años noventa. En el caso de España, según el informe de la Federación Española de Sociedades de Nutrición, Alimentación y Dietética (FESNAD), el consumo de estas grasas ha disminuido en los últimos años, y actualmente está en un 0,7 por ciento del total de grasas. Si bien lo ideal es que no se consuman en absoluto, todavía se permite en España que el etiquetado de alimentos con aporte inferior a 0,5 gramos de grasas *trans* se pueda indicar como «valor 0 gramos», lo que puede resultar engañoso para el consumidor. Fíjate bien en las etiquetas de los productos: Se suelen definir como grasas vegetales hidrogenadas o parcialmente hidrogenadas.

Mi amigo doctor en Biología y experto en Biotecnología Rafa Zárate suele decir que cuando dejas restos de margarina tras un pícnic en el campo, no se acercan a su rescate ni reptiles, ni insectos, ni pajaritos. Tengo pendiente hacer ese experimento.

PAUTAS ANTIOXIDANTES BENEFICIOSAS PARA EL CEREBRO:

El aporte de antioxidantes se puede efectuar con dos estrategias complementarias:

1. **Aportando alimentos ricos en microminerales** como hierro, zinc, selenio, manganeso o cobre, que contribuyen a la síntesis de proteínas antioxidantes naturales de las células para contrarrestar el estrés oxidativo. Además, el coenzima Q10 es un elemento importante para la respiración de las células y presenta propiedades antioxidantes. Es abundante en células con altos requisitos de energía como las neuronas.

2. **Aportando antioxidantes exógenos**, es decir, vitaminas y otros nutrientes antioxidantes que ayudan a contrarrestar el estrés oxidativo.

A continuación se enumeran los alimentos ricos en estas moléculas. También dispones de una tabla resumen al final de cada apartado. Es relevante entender por qué estos nutrientes son neurosaludables. Cada persona puede hacer sus propias deducciones de acuerdo a su naturaleza y estilo de vida.

1) Los microminerales. Contribuyen a la actividad de las proteínas antioxidantes endógenas en nuestras células. Su presencia es abundante en los siguientes alimentos:

i) Cobre: queso, yogur, ostras, hígado de vaca/buey/cerdo, soja, lentejas.

ii) Hierro: perejil, tomillo, comino, orégano, eneldo, laurel, albahaca, canela, curry, guindilla, pimienta negra, judías blancas, lentejas, garbanzos, semilla de soja, guisantes, almejas, berberechos, mejillones, algas de mar, hígado de pollo y de ternera, espinacas, acelgas, yema de huevo.

iii) Manganeso: mejillones, ostras, piñones, granos de sésamo, almendras, pistachos, alubias blancas y espinacas.

iv) Selenio: pipas de girasol, salvado de trigo, levadura de cerveza, espárrago, ajo, ajo negro, setas, bacalao, marisco, pollo y carne de vacuno.

v) Zinc: ostras, quesos curados, anacardos, piñones, nuez, pipas de calabaza, orégano, albahaca, pimentón, soja, salvado de trigo, altramuces, semillas de lino (machacadas), semillas de soja, carne e hígado de cordero y de buey.

Coenzima Q: contribuye al funcionamiento de la maquinaria antioxidante celular. Se encuentra en pescados grasos (sardina, caballa, chicharro, boquerón, atún, arenque), frutos secos (nueces, cacahuetes, pistachos, avellanas, semillas de sésamo) y en el hígado y el corazón de vaca/buey/cerdo.

2. Los antioxidantes exógenos se pueden incorporar en nuestra dieta para contribuir a paliar el estrés oxidativo. Son de varios grupos:

i) Vitaminas antioxidantes: vitamina E (alfa-tocoferol), vitamina C (ácido ascórbico), vitamina A (retinol). La vitamina E se encuentra en aceites (de girasol, colza, palma, lino) y en frutos secos (pipas de girasol, almendras, avellanas, cacahuetes). La vitamina C es abundante en numerosas frutas (kiwi, melón, fresa, papaya, guayaba, naranja, mango, coco, manzana, plátano) y hortalizas (pimiento rojo, coles de Bruselas, coliflor, col, espinacas, zanahoria, lechuga, col roja o lombarda, berza), ajo negro y perejil. La vitamina A es abundante en las verduras y frutas de color naranja (zanahorias, calabaza, papaya, mandarina, mango), en el hígado de bacalao, el eneldo, el orégano y el perejil.

ii) Carotenoides: este grupo de moléculas presentan una

gama de colores, desde el amarillo, naranja y verde hasta el rojo oscuro. La provitamina A (betacaroteno), el licopeno y la luteína pertenecen a este grupo. El betacaroteno se encuentra en hortalizas y frutas de color naranja, como la calabaza, la zanahoria, la batata, el pimiento rojo, la papaya, el mango, el caqui, el melocotón, el níspero y el albaricoque. El licopeno es abundante en hortalizas y frutas rojas, como el tomate y la sandía. El tomate, mejor tomarlo con piel, eso sí, bien lavada, ya que es donde se concentra la mayor cantidad de licopeno. La luteína se halla presente en la yema de huevo, guisantes, pimiento rojo y maíz.

iii) Polifenoles: son un grupo de compuestos fenólicos en los que se incluyen los flavonoides, taninos, cumarinas y lignanos, entre otros. Los polifenoles presentan, además, propiedades antiinflamatorias, por lo que se consideran factores protectores frente al deterioro cognitivo observado en el alzhéimer y el párkinson. Son abundantes en frutos rojos (grosella, mora, fresa, frambuesa, uva, arándano), en el germen de soja, la soja en sí, las habas, los frijoles y la quinoa. El café, el cacao, el té verde, el té rooibos y el vino tinto también contienen polifenoles, así como el aceite de oliva y las semillas de sésamo y de lino (estas últimas hay que machacarlas para poderlas digerir). Entre las especias encontramos la canela, el clavo, el comino y el tomillo.

iv) Otros compuestos neuroprotectores, como los compuestos organoazufrados naturales: estos compuestos tienen excelentes propiedades neuroprotectoras y antiinflamatorias. Los compuestos azufrados se encuentran en el ajo (que contiene aliína), la cebolla, el cebollino y los puerros. Son particularmente interesantes las propiedades del ajo negro. Se obtiene a partir del ajo fresco por un proceso de fermentación lento. Se le atribuyen propiedades antiinflamatorias, antioxidantes y beneficiosas para el sistema inmune más poderosas que las del propio ajo fresco del que procede. También parece intervenir en procesos de metabolismo de los azúcares y de las grasas. Contiene zinc y vitamina B1.

PAUTAS ANTIOXIDANTES SALUDABLES	PAUTAS PROOXIDANTES PERJUDICIALES
Cereales sin modificar y sin azúcar añadida (muesli sin azúcar, gofio, salvado de trigo, copos de avena, tapioca, arroz, espelta, cebada, centeno, sorgo)	Cereales de desayuno azucarados
Panes a base de harina de grano entero molido	Bollería y pastelería industrial de larga fecha de caducidad
Agua, té verde, café (dos tazas al día), zumos de frutas naturales (uno o dos al día)	Bebidas y refrescos azucarados
Una copa de vino (tinto de preferencia), una cerveza	Alcohol en exceso
Arroz entero, arroz integral, sorgo, quinoa, bulgur, legumbres	Pastas industriales, arroz de cocción rápida
Dietas ricas en aceites vegetales, frutos secos, verduras y frutas de colores vivos (verdes, rojos, naranjas, amarillos)	Dietas ricas en grasas saturadas (mantecas, embutidos)
Ácidos grasos poliinsaturados (serie omega-3 en particular) abundantes en los pescados azules, algas comestibles, nueces, granos de chía o lino machacados	Ácidos grasos trans, grasas vegetales hidrogenadas o parcialmente hidrogenadas (margarinas, mantecas industriales de cacao, de cacahuete, concentrados de salsa, etc.)
Consumo moderado de carne blanca y roja (una o dos veces a la semana) horneada, al vapor, o cocinada al vacío de preferencia	Carnes rojas en particular a la barbacoa o a la parrilla

Vitaminas del complejo B (B1, B6, B9 y B12) y vitamina D, esenciales para la actividad cerebral

Estas vitaminas contribuyen al buen funcionamiento del cerebro. Numerosos estudios efectuados tanto en el cerebro como en el sistema nervioso autónomo han demostrado la importancia de estas vitaminas. Mejoran la memoria y el aprendizaje, reducen los estados depresivos, el agotamiento intelectual y el déficit de atención. Una carencia de las vitaminas del grupo B y la vitamina D puede producir trastornos de las funciones neuronales y motoras. En personas con enfermedades neurodegenerativas asociadas al envejecimiento se observan carencias de estas vitaminas. Además, la vitamina D es deficiente en enfermos que padecen esclerosis múltiple.

Con una alimentación variada y rica en estos nutrientes no se observan déficits de estas vitaminas. Tampoco son necesarios los suplementos vitamínicos, que pueden inducir hipervitaminosis si se consumen en exceso. ¡Comiendo suficiente variedad de los alimentos adecuados no se necesitan suplementos vitamínicos en las personas sanas!

A continuación tienes una lista de alimentos que las contienen:

i) Vitamina B1 (o tiamina): abundante en la soja, la leche de almendra, cereales sin azúcar tipo muesli con avena y germen de trigo sin azúcares añadidos, semillas de lino, semillas de sésamo, frutos secos (pistacho, anacardo, piñones, altramuces, pipas de girasol), guisantes, lentejas, ajo negro y la carne de cerdo alimentado con piensos ricos en cereales, así como en el jamón serrano.

ii) Vitamina B6 (o piridoxina): se encuentra enriquecida en el queso fresco (*mozzarella*, requesón, feta, *ricotta*), cereales sin modificar y de grano entero de trigo, maíz, centeno, espelta, cebada y avena sin azúcar, muesli con avena y germen de trigo sin azúcares añadidos, gofio, germen de trigo, en especias (pimentón, azafrán, laurel, albahaca, ajo en polvo, eneldo, orégano), en frutos secos (pipas de girasol, nueces, cacahuete, pistachos) y en algunos pescados azules (boquerones, sardinas, arenques, caballas).

iii) Vitamina B12 (o cobalamina): abundante en el hígado y

el riñón de vaca/buey/cerdo/pollo, en el conejo, en pescados azules (sardina, caballa, jurel, atún), mejillones, algas de mar, calamar y camarones. Si tu bolsillo te lo permite, también la encuentras enriquecida en alimentos más exclusivos como el caviar, los percebes, el jamón de bellota y las ostras.

iv) Vitamina D: las personas con esclerosis múltiple suelen tener carencia de esta vitamina, y con frecuencia también se observan insuficiencias en personas de edad avanzada, aumentando el riesgo de deterioro cognitivo. Se encuentra en abundancia en muchos pescados (sardina, boquerón, arenque, anchoa, angula, atún, bonito, salmón, palometa, jurel, dorada, salema, congrio, pez espada, bacalao), en el aceite de hígado de bacalao, hígado de ternera, queso tipo brie, yema de huevo. La síntesis de vitamina D también requiere la presencia de luz solar. Es muy saludable exponerse a la luz del día (con los fotoprotectores adecuados) para promover la síntesis de esta vitamina.

Vitamina B9 (o ácido fólico)

La vitamina B9 merece una mención particular como nutriente esencial para el cerebro, ya que es especialmente importante durante el desarrollo del sistema nervioso fetal. Su carencia en el embarazo puede acarrear problemas neurológicos irreversibles tales como el retraso mental, tumor cerebral infantil, trastornos de la conducta, epilepsia y autismo. Por consiguiente, es necesario mantener los niveles adecuados de vitamina B9 durante el embarazo. La recomendación nutricional es de al menos 0,4 mg al día para las mujeres en edad reproductiva, y hasta cuatro o cinco mg diarios en mujeres embarazadas o con riesgo de carencia, como resultado de tratamientos farmacológicos (psicotrópicos o anti-depresivos), malnutrición o abuso crónico de alcohol. Su déficit en el adulto se ha asociado a trastornos psiquiátricos (depresión, atrofia cerebral, deterioro cognitivo, demencia), así como a migrañas y trastornos epilépticos. En este sentido, algunos estudios científicos han demostrado que el déficit en ácido fólico está relacionado con el aumento de riesgo de enfermedades neurodegenerativas como el alzhéimer, si bien no está suficientemente demostrada en estos pacientes la mejoría de la neuropatología con suplementos de ácido fólico. Es decir, que es mejor prevenir un déficit de esta vitamina, más que curar con la misma.

La vitamina B9 se coordina con las vitaminas B6 y B12 para metabolizar la homocisteína, un producto metabólico intermedio que precisa de estas vitaminas para su eliminación. La carencia de estas vitaminas del grupo B produce acúmulos de homocisteína que se depositan en nuestras arterias sanguíneas, pudiendo provocar o empeorar procesos de aterosclerosis por oclusión parcial u obstrucción de las arterias y vasos sanguíneos. La aterosclerosis a nivel cerebral aumenta el riesgo de sufrir ictus o accidentes cerebrovasculares, el equivalente del infarto, que puede dejar secuelas graves o irreversibles en las funciones cerebrales. En circunstancias normales, tomando el aporte necesario de nutrientes ricos en estas vitaminas, la eliminación de la homocisteína no genera secuelas. Se considera que un nivel aceptable de homocisteína en sangre debe estar por debajo de los 10 micromoles/litro de sangre. Si el nivel es alto, se recuperan niveles saludables en poco tiempo con el aporte de vitaminas del complejo B y ácido fólico.

La vitamina B9 es abundante en una gran variedad de alimentos, por lo que las personas con una alimentación variada no corren el riesgo de padecer déficits de esta molécula. La encontramos en hortalizas de color verde oscuro (espinaca, acelga, lechuga, epazote, pepino, espárragos, alcachofas), frutas (tomate, aguacate, guayaba, mango, kiwi, papaya, granada, naranja, fresa, frambuesa, mora), arroz y cereales sin modificar y a base de grano entero (avena, trigo, sorgo), legumbres (soja verde, lentejas, garbanzos, frijoles, judías blancas, rojas, pintas o negras), hierbas aromáticas (perejil, laurel, eneldo, romero, azafrán, menta), hígado de buey/vaca/cerdo/pollo, yema de huevo, queso brie, yogur.

VITAMINAS ESENCIALES PARA EL CEREBRO	ALIMENTOS QUE CONTIENEN ESTAS VITAMINAS EN ABUNDANCIA
Vitamina B1 (tiamina)	• Semillas (de lino machacadas, de sésamo) • Frutos secos (pistacho, anacardo, piñón, altramuz, pipas de girasol) • Cereales tipo muesli sin azúcar • Leche de almendra y soja • Ajo negro • Carne de cerdo y jamón serrano
Vitamina B6 (piridoxina)	• Especias (pimentón, azafrán, laurel, albahaca, eneldo, orégano, ajo en polvo) • Cereales sin modificar y no azucarados (trigo, maíz, avena, germen y salvado de trigo, gofio, espelta, bulgur) • Queso fresco (mozzarella, requesón, feta, ricotta) • Frutos secos (pipas de girasol, nuez, cacahuete, pistacho) • Pescados azules (boquerón, sardina, arenque, caballa, algas de mar)
Vitamina B12 (cobalamina)	• Vísceras (hígado, riñón de pollo, conejo, vaca, buey, cerdo) • Pescados azules (boquerón, sardina, arenque, caballa) • Si no tienes problemas con tu presupuesto: caviar, percebes, jamón de bellota, ostras, mejillones, calamar, camarones
Vitamina B9 (ácido fólico)	• Hortalizas (espinaca, acelga, lechuga, epazote, pepino, espárrago, alcachofa) • Frutas (tomate, aguacate, guayaba, mango, kiwi, papaya, granada, naranja, pomelo, fresa, frambuesa, mora, tamarindo) • Arroz, bulgur y cereales sin modificar (avena, trigo, sorgo, cebada, centeno, espelta) • Legumbres (soja verde, lenteja, garbanzo, frijol, judía blanca, roja, pinta o negra) • Hierbas aromáticas (perejil, laurel, eneldo, romero, azafrán, menta) • Yema de huevo • Hígado de pollo, vaca, ternera, buey, cerdo • Queso tipo brie y yogur
Vitamina D	• Pescados (sardina, boquerón, arenque, anchoa, angula, atún, bonito, salmón, palometa, jurel, dorada, salema, congrio, pez espada, bacalao) • Yema de huevo • Aceite de hígado de bacalao, hígado de ternera • Queso tipo brie

Microminerales para el cerebro

Además de los minerales que cooperan en la función de proteínas antioxidantes, existen otros microminerales que contribuyen al funcionamiento óptimo del cerebro, ya que ejercen acciones en la actividad neuronal o en el metabolismo de moléculas beneficiosas para el rendimiento cerebral.

i) Calcio: actúa en muchos procesos y también es necesario para que las neuronas liberen neurotransmisores. El alimento más popular rico en calcio es la leche, si bien hay otros con mejores dosis para tu salud, ya que no contienen lactosa ni azúcares ni grasas. ¿Sabías que sésamo, orégano, tomillo, eneldo, canela, comino, laurel, perejil y ajo en polvo contienen altas dosis de calcio? Incorpóralos a tus guisos. No solo potenciarás el sabor de tu comida, además incorporarás calcio sin añadir calorías. Otros productos ricos en calcio sin ser lácteos son almendras, nueces, avellanas, semillas de soja, endibias, espinacas, achicoria, brécol, berro, garbanzos, caracoles, aceitunas verdes.

ii) Fósforo: es un componente esencial en el metabolismo energético y en la función de muchas proteínas. El fósforo contribuye al óptimo funcionamiento neuronal. Es abundante en muchos alimentos que consumimos con frecuencia, como quesos, huevos, cereales sin modificar (salvado de trigo, germen de trigo, bulgur), legumbres (lenteja, garbanzo, soja, judía blanca, guisante) y frutos secos (habas secas, pipas de girasol o de calabaza, piñones, avellana, almendra, cacahuete). También en alcachofas, setas, espinacas, col y lombarda y, por supuesto, en productos del mar (sardina, atún, salmón, gamba, esturión, mejillón, berberecho, almeja, arenque, merlán, caballa, raya, carpa, trucha).

iii) Magnesio: esta molécula participa en los procesos metabólicos y por lo tanto es muy necesaria para el cerebro. La falta de magnesio está asociada a trastornos de la memoria y la atención, además de insomnio y ansiedad. Algunos nutrientes ricos en magnesio son los frutos secos (almendra, piñón, anacardo, nuez, castaña, cacahuete), las semillas (sésamo, lino, girasol, calabaza), especias y hierbas aromáticas (albahaca, comino, eneldo, orégano).

iv) Potasio: es esencial para la propagación de los impulsos nerviosos. La falta de potasio produce fatiga, mareos, alucinaciones e incluso pérdida del conocimiento. No obstante, el potasio abunda en numerosos alimentos por lo que su escasez en nuestro organismo es poco frecuente. Es abundante en el café, azafrán, comino, pimentón, guindilla, orégano, curry, chocolate negro, pimienta negra y legumbres.

v) Sodio: junto con el potasio, el sodio participa en los procesos relativos a la comunicación entre las neuronas. La falta de sodio está asociada al cansancio, la pérdida de la memoria y la capacidad de aprendizaje, y la falta de motivación. La sal que contienen los alimentos, así como la que añadimos en las comidas, ya contienen sodio suficiente para cubrir las necesidades. Sin embargo, no se deben sobrepasar los cuatro gramos/día de sal ya que puede causar hipertensión, sobre todo en las personas mayores. Si cocinas sin sal, tendrás sodio en muchos de los alimentos que consumas, como los quesos. Algunos alimentos ricos en sodio y con poco contenido calórico son los berberechos, anchoas, ostras, chucrut, alcaparras, salsa de soja, mostaza y pepinillo.

vi) Yodo (o yoduro): este micronutriente es fundamental para el desarrollo y mantenimiento del cerebro. Participa además en la producción de ácidos grasos esenciales para el cerebro. La carencia de yodo durante el embarazo puede provocar daños neurológicos durante el desarrollo fetal. Se manifiestan en el recién nacido por retraso mental y trastorno de déficit de atención e hiperactividad. Se encuentra en abundancia en productos de origen marino, como bacalao, atún, arenque, salmonete, boquerón, caballa, sardina, rodaballo, dorada, algas de mar, huevas de pescado, pulpo, calamar, chipirón, sepia y moluscos y crustáceos (cangrejos, gambas, berberechos, chirlas, almejas, langostinos, camarones, bogavantes, mejillones, vieiras).

MICRONUTRIENTES QUE OPTIMIZAN EL CEREBRO	ALIMENTOS QUE CONTIENEN ESTOS MICRONUTRIENTES EN ABUNDANCIA
Calcio	• Sésamo, almendras, nueces, avellanas, semillas de soja • Especias y hierbas aromáticas (orégano, tomillo, eneldo, canela, comino, laurel, perejil, ajo en polvo) • Endibias, espinacas, achicoria, brécol, berro, garbanzos, caracoles, aceitunas verdes • Yogur, queso fresco, queso curado
Fósforo	• Huevo, quesos • Salvado y germen de trigo • Frutos secos (habas secas, pipas de girasol, piñones, pipas de calabaza, avellana, almendra, cacahuete) • Legumbres (lenteja, garbanzo, soja, judía blanca, guisante) • Alcachofa, setas, espinaca, col y lombarda • Pescados y mariscos (sardina, atún, salmón, gamba, esturión, mejillón, berberecho, almeja, arenque, merlán, caballa, raya, carpa, trucha)
Magnesio	• Frutos secos (pipa de calabaza, de girasol, almendra, piñón, anacardo) • Semillas (de sésamo, de lino) • Especias y hierbas aromáticas (albahaca, comino, eneldo, orégano)
Potasio	• Café • Chocolate negro sin azúcar • Especias (azafrán, comino, pimentón, guindilla, orégano, curry, pimienta negra) • Legumbres (garbanzo, lenteja, judía)
Sodio	• Sal de cocina (menos de cuatro gramos al día) • Queso • Berberecho, anchoa, ostra, chucrut, alcaparra, salsa de soja, mostaza, pepinillo
Yodo	• Moluscos y crustáceos (cangrejos, gambas, berberechos, chirlas, almejas, langostinos, camarones, bogavantes, mejillones, vieiras) • Huevas de pescado • Algas de mar comestibles (nori, wakame, kombu, arame, dulse, hiziki, agar-agar) • Pulpo, calamar, chipirón, sepia • Bacalao, atún, arenque, salmonete, boquerón, caballa, sardina, rodaballo, dorada, algas de mar, huevas de pescado, pulpo, calamar, chipirón, sepia

Nutrientes para fabricar los neurotransmisores

En el capítulo «Hay alguien charlando en mi cabeza: las neuronas» se ha hecho referencia a los neurotransmisores como los «emisarios» que pasan la información de neurona a neurona. Trasmiten los estímulos para efectuar las funciones cerebrales cognitivas, memorísticas, del pensamiento, coordinación, así como la regulación del estado de ánimo. Son esenciales para la función cerebral.

Estas moléculas se forman a partir de aminoácidos modificados, que son los componentes más elementales de las proteínas.

> Todas las proteínas se forman a partir de veinte
> aminoácidos, que se combinan en largas cadenas
> para dar a cada proteína su estructura particular. Ocho
> son aminoácidos esenciales que se deben incorporar
> a la dieta porque el organismo no los produce.

Por lo tanto, para poder fabricar los neurotransmisores es necesario tomar proteínas. Las proteínas son abundantes en alimentos de origen vegetal y animal. Se indican a continuación los aminoácidos precursores de los neurotransmisores más abundantes en nuestro cerebro.

1. Tirosina y fenilalanina: son aminoácidos muy importantes para el cerebro, ya que actúan como precursores de las moléculas denominadas catecolaminas, entre las que se encuentra el neurotransmisor dopamina. Este neurotransmisor se produce en neuronas dopaminérgicas distribuidas en muchas regiones del cerebro. La dopamina participa en funciones relacionadas con el comportamiento, el pensamiento, el aprendizaje, el sueño, el humor, la coordinación motora, la motivación, la recompensa y el refuerzo. También se asocia a los procesos de enamoramiento, el sexo y las adicciones. Al ser un neurotransmisor que nos activa el refuerzo y la recompensa, la dopamina se considera esencial para la motivación a la hora de aprender, relacionarse, y hasta enamorarse. Hay investigadores como Ranulfo Romo, del Instituto de Fisiología Celular de la Universidad Autónoma de México, que opina que «sin dopamina, nuestra vida sería un desastre».

Los niveles de este neurotransmisor se encuentran significativamente reducidos (al 50 por ciento) respecto a los niveles normales en personas que sufren párkinson, lo que desencadena los síntomas típicos de esta enfermedad, como falta de coordinación, temblores, rigidez muscular y trastornos de los estados anímicos y del sueño.

A partir de la dopamina se sintetizan también dos neurohormonas (hormonas producidas por las neuronas) muy importantes: la adrenalina y la noradrenalina. Estos neurotransmisores están relacionados con estar alerta, el estrés y las situaciones de emergencia. Su producción aumenta la actividad cardíaca, la ventilación pulmonar, dilata las pupilas, produce una vasoconstricción de los vasos sanguíneos y en general todas las reacciones en respuesta al estrés.

La tirosina se sintetiza a partir de la fenilalanina, aminoácido esencial de la dieta. Las fuentes ricas en tirosina y fenilalanina son los espárragos, frutos secos (almendras, cacahuetes), legumbres (soja, habas, garbanzos, lentejas), semillas (sésamo y calabaza), huevos, carnes magras (aves de corral, cerdo), carne de caza y pescados (atún, salmón, bacalao). Sin embargo, el consumo de fenilalanina está desaconsejado en personas que padecen fenilcetonuria. En esta enfermedad existe un defecto metabólico por el cual el aminoácido fenilalanina que contienen las proteínas no se metaboliza, lo cual puede causar daño cerebral.

2. Triptófano: este aminoácido es esencial ya que el organismo no lo produce y es el precursor de dos neurotransmisores, la serotonina y la melatonina. La serotonina es un neurotransmisor que, como ya se comentó, está relacionado con la relajación, el estado anímico y el equilibrio emocional. Se encuentra en niveles bajos en personas que sufren depresión o están estresadas. En el capítulo «¿Te sientes deprimido? La culpa es de tus tripas» se resaltó que el intestino sintetiza un 90 por ciento del total de serotonina, mientras que el cerebro tan solo fabrica una pequeña proporción. Por su parte, la melatonina regula el ciclo del sueño —mantiene niveles elevados en la oscuridad mientras dormimos.

La carencia de triptófano produce estrés, ansiedad, insomnio, irritabilidad y trastornos emocionales. El triptófano abunda en huevos, cereales sin azúcar y de grano entero (trigo, copos de avena, maíz, arroz sin modificar), frutos secos (almendras, cacahuetes, pipas de calabaza, anacardo), semillas (sésamo, girasol, fenogreco, amaranto), carnes magras y rojas (pollo, buey, vaca), pescados (atún, salmón), chocolate negro (sin azúcar) y requesón. Para que el metabolismo del triptófano sea eficiente se precisa magnesio y vitamina B6, abundantes en pipas de calabaza y semillas de girasol y sésamo, almendras, anacardos y cereales. Por su parte, la serotonina está presente en cantidades significativas en algunas frutas como plátano, piña, kiwi, ciruela, melón, higo y pomelo.

Es importante señalar que las dietas ricas en triptófano están desaconsejadas en personas que sufren migrañas.

3. Colina: es una molécula que se sintetiza a partir de dos aminoácidos —la serina y la metinonina— y de vitaminas, como la vitamina B12. La colina es muy importante para el funcionamiento del cerebro a varios niveles. Por una parte, es un componente de algunos de los tipos de lípidos (fosfolípidos) que abundan en la membrana de las células. Se requiere para la estabilidad de la membrana y la función de muchas proteínas. Por otra parte, la colina es el precursor del neurotransmisor acetilcolina, liberado por neuronas colinérgicas que desempeñan funciones relacionadas con el pensamiento, la memoria, el aprendizaje y en general aspectos cognitivos. La producción de acetilcolina es deficiente en personas que padecen alzhéimer y otras demencias asociadas al envejecimiento.

La colina se encuentra muy abundante en los alimentos de origen animal.

Las personas que siguen dietas vegetarianas estrictas deben tener cuidado con la carencia de colina.

Se encuentra en huevos, frutos secos (almendras, cacahuetes), semillas de amaranto, arroz integral, quinoa, verduras crucíferas (brécol o brócoli, coliflor, col, coles de Bruselas) y otros vegetales como la lechuga, remolacha, apio, zanahoria, espinacas y setas. También se encuentra en el bacalao, tofu, lecitina de soja, vísceras (hígado y riñones) y las carnes rojas (buey, vaca, cordero, caballo) y magras (pollo, pavo, conejo).

4. Ácido glutámico: El ácido glutámico (o glutamato) es un aminoácido precursor del ácido gamma-aminobutírico (o GABA), un neurotransmisor que participa en las etapas de desarrollo del cerebro. En el cerebro adulto, el GABA es el principal neurotransmisor inhibidor del cerebro. Inhibe estímulos provocados por otros neurotransmisores que activan las neuronas y relaja la musculatura. Por consiguiente, los fármacos que fomentan su actividad producen efectos relajantes, ansiolíticos y anticonvulsivos.

Si bien el ácido glutámico no es un aminoácido esencial ya que el organismo lo fabrica, su carencia se asocia con falta de atención y deterioro de la memoria y del aprendizaje. El ácido glutámico se encuentra en huevos, carnes magras (pollo, pavo, cerdo), semillas de sésamo, quesos (requesón, queso fresco y curado) y pescados (bacalao, rape, salmón).

AMINOÁCIDOS PRECURSORES	NEUROTRANS- MISORES	ALIMENTOS QUE LOS CONTIENEN EN ABUNDANCIA
Tirosina y fenilalanina	Dopamina Adrenalina Noradrenalina	• Frutos secos (almendras, cacahuetes), legumbres (soja, habas, garbanzos, lentejas), semillas (de sésamo y de calabaza), los huevos, las carnes magras (aves de corral, cerdo, conejo), carne de caza, y pescados (atún, salmón, bacalao)
Triptófano	Serotonina Melatonina	• Cereales sin azúcar y de grano entero (trigo, copos de avena, maíz, arroz sin modificar) • Frutos secos (almendras, cacahuetes, pipas de calabaza, anacardo) • Semillas (de sésamo, de girasol, fenogreco, amaranto) • Carnes magras y rojas (pollo, buey, vaca) • Pescados (atún, salmón) • Chocolate negro (sin azúcar) • Requesón • Plátano, piña, kiwi, ciruela, melón, higo y pomelo
Colina	Acetilcolina	• Huevos • Frutos secos (almendras, cacahuetes) • Semillas de amaranto • Arroz integral, quinoa, • Verduras crucíferas (brécol o brócoli, coliflor, col, coles de Bruselas) • Vegetales (lechuga, remolacha, apio, zanahoria, espinacas, setas) • Bacalao • Tofu • Lecitina de soja • Vísceras (hígado y riñones) • Carnes rojas y magras (buey, vaca, cordero, cerdo, pollo)
Ácido glutámico	Ácido gamma aminobutírico (GABA)	• Huevos • Carnes magras (pollo, pavo, cerdo) • Semillas de sésamo • Queso fresco, requesón y queso curado • Pescados (bacalao, rape, salmón)

A continuación se dedica un apartado preferencial a uno de los alimentos que más necesita el cerebro para su funcionamiento: Las grasas.

Nunca digas «adiós» a la grasa

La grasa es importante para mantener el funcionamiento y las conexiones neuronales del cerebro, para mantener su estructura y su actividad funcional. Un tercio de las calorías diarias deberían provenir de las grasas, pero ATENCIÓN, hay diferentes tipos de grasas y no todas son beneficiosas para el organismo. Para mantener un cerebro sano es esencial:

- Evitar los ácidos grasos trans.
- Pocas grasas saturadas: grasas de origen animal, grasa de la leche como nata y mantequilla, algunos aceites vegetales de coco y palma, y alimentos industriales elaborados con estas grasas.
- Alta cantidad de grasas insaturadas (aceites vegetales, de semillas y de pescado).

A continuación se facilita información sobre tipos de grasas neurosaludables.

1. Colesterol: a pesar de ser impopular por el riesgo de problemas cardiovasculares y aterosclerosis cuando se tiene en exceso, el colesterol es un lípido esencial para nuestro organismo. Desempeña numerosas funciones. Gracias a este producimos algunas hormonas (estrógenos, andrógenos, neuroprotectores para el cerebro) y vitamina D (esencial para el funcionamiento neuronal). Además, es un componente abundante en las membranas de las células del organismo. El cerebro produce su propio colesterol, ya que este lípido es necesario y muy abundante (representa el 20 por ciento del total de la grasa del cerebro). Muchos estudios científicos han demostrado la importancia del colesterol en numerosas funciones neuronales, entre otras, para la memoria y el aprendizaje. Con el envejecimiento cerebral, se pueden observar niveles más bajos de colesterol en el cerebro, lo cual podría ser un parámetro desencadenante de fallos en la memoria y de deterioro cognitivo. Un estudio reciente efectuado en ratones demostró que los déficits de colesterol asociados al envejecimiento en el hipocampo que afectan a la memoria pueden atenuarse cuando se evita la pérdida del colesterol en esta región cerebral. Estas observaciones cuestionan si el consumo de estatinas podría suponer un riesgo en el cerebro. Las estatinas son fármacos que se usan comúnmente por millones de personas para reducir los niveles de colesterol en la sangre. Como comenta el investigador Carlos Dotti, del Centro de Biología Molecular Severo Ochoa, CSIC-UAM de Madrid y director de esta investigación: «Las estatinas pueden llegar a la red sanguínea cerebral por lo que podrían disminuir la cantidad de colesterol en el cerebro y causar daño en la memoria de los pacientes, sobre todo en edades avanzadas». En esa misma línea de pensamiento se pronuncian otros científicos como Yeon-Kyun Shin de la Universidad de Iowa (EE. UU.), que defiende que hay una asociación directa entre la producción de colesterol y la liberación de los neurotransmisores por las neuronas. «Si reduces la cantidad de colesterol en las neuronas, estás dificultando la comunicación de las neuronas entre ellas, lo que afecta a la memoria, el aprendizaje, el pensamiento y los aspectos cognitivos y el equilibrio emocional en general».

El colesterol abunda sobre todo en productos alimentarios de origen animal. Las personas con dietas selectivas en las que eliminan estos alimentos deben ser conscientes de la necesidad de incorporar colesterol para la actividad cognitiva.

Es importante saber que el colesterol se produce en todas las células a partir de grasas, azúcares y proteínas. Por ello, muchas veces el alto nivel de colesterol en sangre no se deriva del consumo de alimentos que contienen colesterol. Hay alimentos con alto contenido en azúcares que pueden en última instancia elevar el nivel de colesterol en sangre. Hay personas que presentan niveles altos de colesterol a pesar de tener dietas ricas en vegetales y verduras, y bajas en grasas. Sin embargo, cabe recordar que las chocolatinas, helados, panes y bollería industriales pueden terminar convertidos en colesterol en el organismo.

Existen fuentes naturales de colesterol bajas en azúcares como son la yema de huevo (de pato, de pollo, de codorniz), las vísceras de cordero, cerdo, ternera, vaca, buey, pollo (sesos, pulmón, riñón, hígado, lengua), el aceite de hígado de bacalao, y pescados y mariscos (caviar, calamar, chipirón, sepia, gamba, langostino, camarón, langosta, bogavante, nécora, cangrejo, mejillón, anguila). Consumidos con moderación, estos alimentos son una excelente fuente de colesterol para el sistema nervioso y presentan una proporción equilibrada de grasas saturadas.

2. Ácidos grasos saturados (ver pliego de fotos, ilustración 8): el cerebro contiene una proporción de ácidos grasos saturados (ácido palmítico, ácido láurico, ácido mirístico). Estas grasas son sólidas a temperatura ambiente, y también forman parte de la composición de las membranas de las células del cerebro, por lo que se deben consumir con moderación. Los encontramos en las mantecas, cremas, natas, tocino, sebo, embutidos, salchichas, quesos, mantecas de cacao, de coco y de cacahuete, chocolate, leche entera, helados, etcétera. También el aceite de coco y palma presentan un contenido de más del 50 por ciento en grasas saturadas.

Sin embargo, el consumo elevado de este tipo de grasas se asocia a enfermedades de alta incidencia en nuestra sociedad, la diabetes y la obesidad. Como se ha indicado, estas enfermedades aumentan el riesgo de padecer demencias como alzhéimer y párkinson. Se calcula que la diabetes tipo II puede aumentar el riesgo de neuropatología en un 70 por ciento. Por su parte, la obesidad produce un aceleramiento del envejecimiento cerebral, neuroinflamación, neurodegeneración y atrofia cerebral. En un estudio efectuado en la Universidad de Cambridge con 527 voluntarios (entre veinte y ochenta y siete años), se compararon las cortezas cerebrales y la sustancia blanca (el tejido de los nervios que permite que las neuronas conecten entre sí) de personas obesas y delgadas. Se observó que la cantidad de sustancia blanca de una persona obesa de cuarenta años correspondía a la cantidad de una persona delgada de cincuenta años. Ello supone diez años de deterioro precoz. Por el contrario, no se observaban diferencias en la sustancia gris, correspondiente a la cantidad de neuronas. Sin embargo, todavía se postula si este proceso es reversible en las personas que experimentan una disminución de peso. Las investigaciones futuras nos darán respuestas.

3. Ácidos grasos monosaturados y poliinsaturados: estas moléculas son largas cadenas de carbonos, que se conocen popularmente como ácidos grasos omega. El número omega-3, -6 ó -9 hace referencia al lugar en el que se encuentra la primera doble unión entre dos carbonos (por ejemplo, en los omega-3, la primera doble unión es en el carbono 3). Los omega-9 son monoinsaturados (un único doble enlace), mientras que los omega-3 y omega-6 son poliinsaturados, con más de un doble enlace a lo largo de la molécula. Estas grasas son líquidas a temperatura ambiente, excepto en el caso de transformaciones químicas a formas trans (ácidos grasos hidrogenados) como dijimos en «Pautas prooxidantes perjudiciales para tu cerebro».

El omega-9 por excelencia es el ácido oleico. Este ácido graso monoinsaturado es imprescindible para el desarrollo neuronal. Además de tener propiedades neuroprotectoras y antioxidantes, preserva la memoria y la capacidad de aprendizaje, y alivia los síntomas de alzhéimer. Se encuentra en el aceite de oliva, de colza, de avellana, de sésamo, de cacahuete, de palma, de girasol, de soja, de lino, de nuez, en los frutos secos (avellana, almendra, pistacho, anacardo, cacahuete, piñón, nuez) y el aguacate. Numerosos estudios han demostrado las bondades del omega-9 como cardioprotector. En particular, el aceite de oliva representa el estandarte por excelencia de la dieta mediterránea. De este noble aceite se sienten orgullosas las regiones productoras, siendo el actor principal de numerosas alabanzas sobre sus beneficios para la salud. «¡El aceite de oliva es oro líquido!», solía decir mi padre, que en paz descanse.

Los ácidos grasos poliinsaturados omega-6 y omega-3 son muy abundantes en el cerebro. Se necesitan tanto para el desarrollo cerebral como en su funcionamiento y mantenimiento a lo largo de la vida. El ser humano carece de la maquinaria metabólica adecuada para producir estos ácidos grasos en las cantidades requeridas, por lo que son ácidos grasos esenciales que deben incluirse en la dieta. El ácido graso omega-6 principal es el ácido araquidónico (abreviado del inglés, AA), y los omega-3 son el ácido docosahexaenoico (DHA) y ácido eicosapentaenoico (EPA). Todos ellos, muy abundantes en el cerebro.

La proporción adecuada es de tres omega-6 por una de omega-3. Esta proporción se mantuvo en las dietas ancestrales de los homínidos cazadores y recolectores. Sin embargo, las dietas actuales presentan una desproporción de 17-20 omega-6 por una de omega-3, lo que representa seis veces más de omega-6 que omega-3. Este desequilibrio genera procesos proinflamatorios desencadenantes de muchas patologías cardiovasculares, intestinales, cáncer, aterosclerosis y trastornos neurodegenerativos. Por ello, es importante distinguir las fuentes de alimentos que contienen estos omega, y no confundirlos.

¡Los omega beneficiosos para la salud deben tener la proporción adecuada!

En términos generales, para tener una proporción omega-6/omega-3 saludable se debería moderar el consumo de lácteos, cereales, arroz y pasta, tomar carne una o dos veces por semana y pescados azules tres veces por semana. Al final de este capítulo encontrarás una tabla resumen con las fuentes de alimentos ricos en estos ácidos grasos.

El ácido araquidónico y el ácido linoleico (LA), a partir del cual se obtiene el omega-6, se encuentran de manera abundante en los aceites de cacahuete, soja, algodón, pepitas de uva, maíz, nuez, girasol, sésamo, colza, canola y palma. También en frutos secos (pipa de calabaza, de girasol, piñón, almendra, nuez, cacahuete), en carnes magras, rojas y de caza (cerdo, ciervo, cordero, cabra, ternera). Lo encontramos en el foie-gras y el jamón serrano. Es interesante saber que los omega-6 se requieren en el sustrato córneo de la piel, evitando la deshidratación. Su deficiencia se ha asociado con las dermatosis severas (enfermedades de la piel). Por esta razón, algunas cremas dermatológicas contienen omega-6.

Los ácidos omega-3, EPA y DHA, se producen a partir del ácido linolénico (ALA). Estos ácidos grasos se encuentran formando parte de las membranas celulares del organismo. El cerebro contiene un 45 por ciento del DHA total del cuerpo. Algunos antropólogos postulan que el consumo de alimentos ricos en omega-3 fue una de las causas principales de la espectacular encefalización en los homínidos. Les permitió el desarrollo de áreas cerebrales relacionadas con el pensamiento, la reflexión, la abstracción, el lenguaje, la empatía y la motivación. Les hizo más humanos. También son primordiales en la retina y la córnea. Tal y como dice mi amigo oftalmólogo Jorge Álvarez, «El ojo es el siguiente órgano más rico en omega-3 después del cerebro». Los omega-3 también se requieren para el correcto funcionamiento del corazón y contribuyen a prevenir la hipertensión.

Los seres humanos son poco eficientes para producir DHA y EPA a partir de su precursor el ALA. Tan solo un 0,5 por ciento llega a su producto final. Por ello, se deben incorporar a la dieta en las proporciones adecuadas. Para compensar la escasa fabricación de los omega-3, «el cerebro es un preservador extremo de estos ácidos grasos», como comentan investigadores de las Universidades de Lleida y Barcelona. Se calcula que el contenido medio en el cerebro adulto es de 5,13 gramos de DHA y 3,78 gramos de AA. Además, el DHA tiene una vida media en el cerebro de 773 días frente a 147 días del AA. El cerebro conserva cinco veces más tiempo el omega-3 que el omega-6.

El ALA es abundante en semillas (chía, lino), nueces, alubias rojas, aceites de semillas (linaza, nuez, pepitas de calabaza, colza, soja) y aceites de pescado. El EPA y el DHA son abundantes en los pescados grasos y otros productos marinos y lacustres como algas, marisco y moluscos. Entre los pescados que contienen altas cantidades de estos ácidos grasos se encuentran (por orden de mayor a menor cantidad): arenque, trucha, salmón, bonito, atún, caballa, sardina, chicharro, boquerón, anchoa, pez espada, carpa, salmonete, rodaballo, lubina, lenguado, dorada. Obviamente, también los sesos de cordero, cerdo, ternera, buey, vaca y los ojos de los pescados. Algunas personas tienen la costumbre saludable de comer las cabezas de los pescados; así, incorporan también el omega-3 de los ojos del pescado.

En el cerebro de los adultos, la carencia de EPA y DHA se ha asociado a déficits de memoria y desequilibrio emocional. En las personas mayores con carencias de omega-3 aumenta el riesgo de padecer enfermedades neurodegenerativas como alzhéimer y párkinson. En este sentido, el equipo de investigación del cual formo parte ha demostrado que hay falta de omega-3 en las membranas de las neuronas de las personas con alzhéimer y párkinson, incluso en las etapas más iniciales, antes de que aparezcan los síntomas de la enfermedad. Por consiguiente, la pérdida de omega-3 es anterior al desarrollo de estas patologías.

Los omega-3 son también primordiales durante el embarazo, ya que la madre gestante «fabrica» con sus propios EPA y DHA un nuevo cerebro fetal. En esta etapa es esencial que se incorporen las cantidades adecuadas de estos ácidos grasos. Como ejemplo de su relevancia, la depresión pre- y posparto que sufren más del 15 por ciento de las mujeres se ha asociado a carencias de omega-3. También durante la lactancia del bebé, la incorporación de leche con alto contenido en omega-3 es esencial para su desarrollo cerebral. Ya se ha comentado que la leche humana suele contener hasta el 3 por ciento de omega-3 en madres que consumen alimentos ricos en estas moléculas. Incluso en los bebés menores de seis meses, se ha encontrado que una dieta pobre en EPA y DHA reduce en un 50 por ciento el acúmulo de estos ácidos grasos esenciales en el cerebro, lo cual podría tener importantes consecuencias en el desarrollo cerebral posterior. Actualmente, la Administración de Alimentos y Medicamentos de Estados Unidos (FDA) aconseja incorporar fuentes de DHA en la dieta de los recién nacidos.

¿Cuáles son las dosis de omega-3 actualmente recomendadas? No hay un consenso único y las cifras varían de unos países a otros. En la tabla se indican cantidades aconsejadas en cada momento de la vida.

Como referencia, te indico a continuación algunas equivalencias de contenido de omega-3 en alimentos.

MOMENTO DE LA VIDA	SEGÚN LA ORGANIZACIÓN MUNDIAL DE LA SALUD	CANTIDAD DIARIA DE OMEGA-3 (EPA+DHA) RECOMENDADA PROMEDIO MUNDIAL	CANTIDAD DIARIA RECOMENDADA POR LA AUTORIDAD EUROPEA DE SEGURIDAD ALIMENTARIA
Madre gestante	1-2 por ciento de la energía diaria (2,25 a 5 gramos)	600–900 miligramos	400 miligramos
Madre lactante	1-2 por ciento de la energía diaria	300-400 miligramos	400 miligramos
Infantes (0-12 meses)	1-2 por ciento de la energía diaria	40-90 miligramos	100 miligramos
Hasta los tres años	1-2 por ciento de la energía diaria	50-100 miligramos	100-150 miligramos
De 4 a 8 años	1-2 por ciento de la energía diaria	55-150 miligramos	250 miligramos
De 9 a 12 años	1-2 por ciento de la energía diaria	200-250 miligramos	250 miligramos
De 13 a 18 años	1-2 por ciento de la energía diaria	250-300 miligramos	250 miligramos
Adultos en general	1-2 por ciento de la energía diaria	250-350 miligramos	250 miligramos
Tercera edad	1-2 por ciento de la energía diaria	300-400 miligramos	250 miligramos

Estas cifras pueden variar en el caso de personas con diabetes o con trastornos cardiovasculares. En personas que toman Sintrom (acenocumarol), anticoagulante de la sangre, las cantidades de omega-3 se deben reducir. La FDA americana recomienda dosis aún más altas de estos ácidos grasos en comparación con Europa y Oceanía, llegando incluso a 1,6 gramos/día de omega-3 en hombres y de 1,1 gramos/día en mujeres. Por otra parte, las personas que siguen dietas selectivas deben compensar las posibles carencias en los ácidos grasos esenciales. Una dieta prolongada basada únicamente en vegetales, semillas o aceites vegetales es aún insuficiente para cubrir las necesidades en omega-3. Por consiguiente, hay que ingerir productos ricos en EPA y DHA.

SOBRE UN CONSUMO DE 100 GRAMOS	CONTENIDO EN OMEGA-3
• Arenques • Sardinas • Pez espada	1.500-1.800 miligramos
• Salmón • Atún • Caballa • Trucha	800-900 miligramos
• Pescados blancos (merluza, dorada, sargo, raya) • Sepia • Calamar • Pulpo • Mariscos (almejas, camarones, ostras)	100-200 miligramos
• Frutos secos (nueces, almendras)	40-50 miligramos
• Carne roja o magra	< 20 miligramos
• Leche materna	100-300 miligramos (dependiendo del tipo de alimentación de la madre)
• Lácteos (excepto leche materna)	< 10 miligramos

ÁCIDO GRASO	ALIMENTOS DONDE ENCONTRARLO
Omega-9 (ácido oleico) *monoinsaturado*	• Aceites (oliva, de colza, de avellana, de sésamo, de cacahuete, de palma, de girasol, de soja, de linaza, de nuez) • Frutos secos (avellana, almendra, pistacho, anacardo, cacahuete, piñón, nuez) • Aguacate
Omega-6 (ácido araquidónico, ácido linoleico) *poliinsaturado*	• Aceites (cacahuete, soja, algodón, grano de uva, maíz, nuez, girasol, sésamo, colza, canola, palma) • Frutos secos (pipa de calabaza, de girasol, piñón, almendra, nuez, cacahuete) • Carnes magras, rojas y de caza (cerdo, ciervo, jabalí, cordero, cabra, ternera, buey, vaca, pollo, pavo)
Omega-3 (ácido docosahexaenoico, ácido eicosapentanoico, ácido linolénico) *poliinsaturado*	• Aceites (linaza, nuez, colza, pescado) • Semillas (chía, lino) • Frutos secos (nuez, pepitas de calabaza) • Alubias rojas • Algas (nori, hiziki, wakame, kombu, arame) • Marisco • Moluscos (mejillón, almeja, chirla, ostra) • Pescados azules (arenque, trucha, salmón, bonito, atún, caballa, sardina, chicharro, boquerón, anchoa, pez espada) • Otros pescados (carpa, salmonete, rodaballo, lubina, lenguado, dorada, bacalao, merluza).

La alimentación necesaria para una cabeza saludable

En el capítulo «El intestino está lleno de microorganismos» se resaltó la importancia del intestino en el funcionamiento del cerebro y el equilibro de la microbiota. Como cada tipo de bacteria se encarga de metabolizar distinto tipo de alimentos, se necesita disponer de una dieta variada para una microbiota equilibrada.

El campo de investigación sobre los alimentos que equilibran la microbiota intestinal y benefician el cerebro es muy extenso y queda mucho por conocer. No existen realmente alimentos o dietas milagrosos, y tampoco sirven las mismas estrategias para todas las personas a todas las edades. Como veremos a continuación, la microbiota intestinal está sujeta a numerosos cambios según el tipo de dieta, el momento de la vida, incluso el contexto socioeconómico. Por ello, el objeto de este capítulo es proporcionar la máxima información sobre la manera en la que diversos factores y circunstancias pueden variar el estado de nuestro intestino y afectar por ende a la actividad cerebral. Encontrarás en este capítulo muchas referencias a bacterias que pueden resultarte tediosas, pero que son necesarias para entender mejor la complejidad y la gran cantidad de variables que intervienen en esta tarea. Para facilitar la comprensión, se incluyen cuadros resumen al final de cada apartado.

El desarrollo de la microbiota comienza en la etapa fetal, donde existe una transferencia parcial de microorganismos beneficiosos al feto a través de la flora de la vagina y el intestino maternos. Esta trasferencia de microorganismos desde la madre al feto suele aumentar en el momento del parto, si es parto natural. Sin embargo, se observan enormes diferencias respecto a la microbiota del recién nacido cuando el parto es por cesárea. Ello puede acarrear que la microbiota del bebé sea menos rica y variada al nacer, lo que puede dificultar sus digestiones y ralentizar su desarrollo. Durante el embarazo, es esencial evitar en lo posible el tratamiento con antibióticos a la madre gestante, ya que el microbioma aún en desarrollo puede verse alterado por la destrucción de microorganismos intestinales beneficiosos y necesarios.

La leche materna proporciona nutrientes esenciales para el cerebro y elementos bioactivos para establecer la microbiota intestinal del recién nacido.

Al nacer, la leche materna fomenta la colonización y expansión posnatal de lo que será la futura microbiota intestinal. La leche materna contiene numerosas bacterias muy importantes para el desarrollo de la microbiota en los primeros meses de vida: *Estafilococos, Estreptococus, Serratia, Pseudomonas, Corinebacteria, Propionibacteria, Esfingomonas y Bradirhizobiaceae, Bifidobacteria y Lactobacillus*. La mayoría de estas bacterias son excelentes colaboradores para la digestión de lactatos de la leche (compuestos derivados de la fermentación láctica).

La composición de la leche materna es muy particular, y más saludable que los alimentos con leche suplementada. Contiene doce veces más oligosacáridos que la leche de vaca comúnmente utilizada. Estos oligosacáridos complejos son componentes bioactivos que ayudan al crecimiento de Bifidobacterium, previenen de infecciones y contribuyen al desarrollo del sistema nervioso y el sistema inmune del recién nacido. También contiene más del 3 por ciento de ácidos grasos omega-3, en particular en madres que consumen pescados azules. Además, el suero es rico en aminoácidos (componentes básicos de las proteínas) que son de asimilación rápida y fomentan a su vez el metabolismo de la glucosa. El cerebro del recién nacido no consume solo glucosa. Entre el 30 y el 70 por ciento del sustrato energético se obtiene de las cetonas. Las cetonas son moléculas orgánicas que contribuyen a la síntesis de grasas que el cerebro necesita para completar su desarrollo y formar la mielina de los nervios.

Aproximadamente al final del primer año de vida, se prosigue con la colonización de microorganismos que ayudan a la digestión de los alimentos sólidos. Se incrementa el filotipo bacteriodetes en particular, en un programa ordenado y secuencial. Estas bacterias utilizan carbohidratos y sintetizan vitaminas y otros nutrientes. Se evoluciona paulatinamente hacia una microbiota intestinal similar a la del adulto, que se adquiere hacia los tres años de edad. Con el progreso microbiano, se desarrolla el sistema inmune y se genera un sistema metabólico estable. Este periodo de desarrollo de lo que será nuestra microbiota intestinal es crítico. Algunas alteraciones del sistema inmune que producen asma, celiaquía, artritis reumatoide, psoriasis, diabetes tipo I, colitis ulcerosa y esclerosis múltiple, así como patologías metabólicas (obesidad, diabetes tipo II), se han correlacionado con alteraciones en el desarrollo de la microbiota en esta etapa, como resultado por ejemplo de la ingesta prolongada de antibióticos. En los primeros años de vida se incorporan paulatinamente una amplia gama de nutrientes provenientes de las verduras, frutas y zumos de frutas naturales, pescado, cereales (de grano entero y sin azúcar añadido), legumbres, lácteos y carnes. De esta manera, la microbiota intestinal será equilibrada y el cerebro se nutrirá adecuadamente para su desarrollo y mantenimiento.

Cuando la colonización de microorganismos intestinales llega a un equilibrio durante la infancia, permanece estable en condiciones normales a lo largo de la vida. Estará sujeta a cambios según el tipo de dieta que se adopte y el consumo de antibióticos. Se calcula que aproximadamente un 40 por ciento de los genes microbianos intestinales es común entre las personas. Constituyen el núcleo central que se encarga de funciones metabólicas generales, como la degradación de los carbohidratos, producción de vitaminas, digestión de las grasas, etcétera. El 60 por ciento restante corresponde a géneros bacterianos distintos en el que predominan tres tipos, de acuerdo a las personas: tipo 1, *Bacteroides*; tipo 2, *Prevotella*; tipo 3, *Ruminococcus*. Existen por tanto tres grupos intestinales diferentes en adultos.

Si bien está todavía poco estudiado, el envejecimiento produce cambios en la microbiota intestinal que varían mucho de unas personas a otras. Los análisis comparativos del microbioma intestinal indican que con la edad varían las proporciones de firmicutes y bacteriodetes. Las firmicutes proliferan con dietas ricas en azúcares y grasas, mientras que las bacteriodetes disminuyen en la misma proporción. En edades entre veinticinco y cincuenta años predominan las firmicutes, mientras que en edades superiores a setenta años aumentan las bacteriodetes. Además, proliferan otras bacterias menos beneficiosas como Proteobacteria. Estos cambios producen inflamación intestinal crónica leve o moderada que puede promover deterioro cognitivo.

MOMENTO DE LA VIDA	NUTRIENTES DE LA INGESTA	TIPO DE BACTERIA INTESTINAL
Etapa fetal	Origen de los microorganismos: • Vagina materna (si el parto es natural, no por cesárea) • Intestino materno	• Al menos ochenta especies de bacterias distintas de diferentes Filotipos: bacteriodetes, firmicutes, actinomicetes, proteobacteria • Los más abundantes en niños de parto natural: *Lactobacillus* y *Prevotella*
Recién nacido	• Azúcar de la leche (lactosa) • Derivados de la fermentación láctica (lactatos) • Oligosacáridos de la leche (azúcares) complejos	• Desarrollo de un amplio rango de géneros de bacterias intestinales distintos en bebés alimentados con leche materna: *Estafilococos, Estreptococus, Serratia, Pseudomonas, Corinebacteria, Propionibacteria, Esfingomonas Bradirhizobiaceae, Bifidobacteria, Lactobacillus* (muy abundantes). • Con leches preparadas: *Enterobacteriaceae.*
Hasta los tres años de edad y durante la infancia	• Verduras de textura suave • Frutas en zumo, compotas y puré • Cereales de grano entero, arroz, pastas de grano entero, legumbres • Pescados y carnes magras	• Filotipo bacteriodetes (51 por ciento) • Filotipo firmicutes (48 por ciento) • Filotipo actinomicetes (< 1 por ciento)
Microbiota típica de adulto	• Dieta omnívora • Otras dietas selectivas	• Filotipo bacteriodetes (51 por ciento) • Filotipo firmicutes (48 por ciento) • Filotipo actinomicetes (< 1 por ciento) • Proporciones diversas de diferentes géneros de bacterias (ver capítulo sobre dietas)
Vejez	• Dieta omnívora	• Reducción de especies beneficiosas de bacteriodetes, *Lactobacillus* y *Bifidobacterium* • Aumento de Probacteria • Cambios significativos en la proporción de firmicutes/bacteriodetes • Inflamación intestinal leve

Con independencia de los trastornos gastrointestinales y patologías que afectan al equilibrio de la flora bacteriana intestinal, existen otros factores según el estilo de vida que pueden inducir cambios significativos en el microbioma.

Las dietas selectivas, el estrés, la administración de antibióticos y otros factores externos desencadenan cambios en los equilibrios ecológicos de la microbiota intestinal, y son suficientes para provocar cambios en la química y el funcionamiento cerebral.

En la siguiente tabla se resumen los factores externos más comunes que pueden producir esos cambios.

FACTORES EXTERNOS QUE PUEDEN ALTERAR EL ECOSISTEMA DE LA MICROBIOTA INTESTINAL
• Factores anímicos (estrés, ansiedad, insomnio) • Tratamientos con antibióticos, antiinflamatorios, antiácidos, laxantes, relajantes musculares • Cambios frecuentes de horarios de comida (por trabajo, viajes, por cambio de residencia) • Dietas pobres en fibra • Dietas ricas en azúcares refinados, grasas saturadas y proteínas • Cambios prolongados en la dieta (por ejemplo, pasar de dieta omnívora a dieta selectiva en un tiempo prolongado)

Algunos alimentos ricos en fibra se indican a continuación:

ALIMENTOS RICOS EN FIBRA	
Legumbres	• Guisantes, judías, lentejas, garbanzos
Verduras	• Alcachofas, espinacas, canónigos, puerros, acelgas, lechuga y la mayoría de las verduras de color verde
Frutos secos	• Almendras, cacahuetes, anacardos, nueces, pistachos, piñones, avellanas, dátiles, higos desecados, ciruelas pasas, aceitunas

Frutas frescas	• Frutos del bosque (arándanos, moras, fresas, frambuesas, grosellas) • Melocotón, pera con la piel, manzana, y en general la mayoría de las frutas
Cereales	• Salvado de trigo, harina integral de trigo, de centeno, de avena, copos de avena o de maíz, granos de maíz, arroz integral y arroz blanco.

A continuación, se indica cómo los grupos de nutrientes más comunes (carbohidratos, proteínas, grasas) se metabolizan por la microbiota intestinal.

1. Carbohidratos sencillos y carbohidratos complejos de asimilación lenta: los monosacáridos y disacáridos son moléculas sencillas que se asimilan fácilmente en el intestino. Por otra parte, los polisacáridos son azúcares complejos que requieren un proceso digestivo elaborado. Ambos tipos se encuentran de manera natural en frutas, verduras, lácteos, cereales, granos y semillas, y son beneficiosos para la salud. Los carbohidratos de digestión lenta de los vegetales tardan entre cuatro y diez horas en digerirse, y precisan de la colaboración de la microbiota intestinal. Entre las bacterias anaeróbicas encargadas de su metabolismo se encuentran firmicutes (*Clostridium*, *Lactobacillus*), bacteriodetes (*Prevotella*) y actinomicetes (*Bifidobacterium*). Al ser de digestión lenta, estos carbohidratos no sobrecargan la respuesta hormonal para digerir el carbohidrato, por lo que proporcionan una fuente constante de azúcar sencillo durante largo plazo. Los vegetales, cereales y legumbres contienen también fibra que no se puede digerir, por lo que las bacterias del intestino (bacteriodetes en particular) contribuyen a su asimilación. Se considera que una adecuada proporción tanto de firmicutes como de bacteriodetes (51% de las primeras y 48% de las segundas) es neurosaludable.

Estos perfiles bacterianos han coexistido en el intestino desde hace muchas generaciones. Los carbohidratos complejos de estos cereales y tubérculos fueron la fuente de glucosa principal de nuestros ancestros.

2. Ácidos grasos y grasas: los microorganismos de la microbiota intestinal participan en la producción de algunas grasas saludables. En particular, las bacteriodetes del colon son capaces de metabolizar los polisacáridos complejos de digestión lenta (almidón) y la fibra de los cereales por reacciones de fermentación que necesitamos para producir ácidos grasos de cadena corta (ácido acético, ácido butírico, ácido propiónico, ácido valérico). Estos ácidos grasos de cadena corta desempeñan un papel importante en la salud intestinal. Alimentan tanto a las células del colon como a las bacterias que lo habitan. El acetato y butirato son muy saludables y presentan propiedades antiinflamatorias y defensivas frente a infecciones. Por el contrario, el propionato se asocia a problemas inflamatorios, estrés oxidativo, disfunción en las células y reducción de la síntesis del colesterol, por lo que su producción elevada puede ser nociva.

Cuando los ácidos grasos de cadena corta atraviesan la pared del intestino llegan al cerebro a través de la sangre, donde ejercen funciones neuroprotectoras. El ácido butírico y el butirato de sodio promueven la proliferación y diferenciación celular en el hipocampo. También aumentan la expresión de factores de crecimiento en las células del cerebro y mejoran algunas actividades de la memoria.

Es esencial tomar polisacáridos complejos y fibra para producir estos compuestos en el intestino. Recientemente se ha observado que otra forma de aumentar las bacterias firmicutes productoras de butirato (*Roseburia, Eubacterium* y *Coprococcus*) es mediante dietas ricas en ácidos grasos omega-3.

> Tomar alimentos ricos en omega-3 (pescados, nueces, granos de lino) tiene un doble beneficio en el organismo: fomentar la proliferación de bacterias productoras de butirato con propiedades antiinflamatorias y aportar estos ácidos grasos esenciales al cerebro para su mantenimiento y funcionamiento.

Las dietas basadas en grasas saturadas y bajas en fibra también modifican la microbiota. Se observa una disminución de bacteriodetes y *Bifidobacterium* mientras aumentan las firmicutes. En el capítulo «El intestino está lleno de microorganismos» se indicó que la disminución de bacteriodetes y el aumento de firmicutes se observa también en la obesidad y el alzhéimer. Ello no quiere decir que las firmicutes sean nocivas para la salud, sino que la desproporción de los diferentes filotipos puede acarrear patologías. Los cambios fomentan procesos inflamatorios y aumento de la carga lipídica en el hígado, lo que promueve síndrome metabólico y diabetes tipo II.

Atando cabos, se concluye que el consumo abundante de alimentos ricos en grasas saturadas de forma constante puede tener consecuencias negativas a tres niveles: la microbiota, el hígado y el cerebro.

3. Aminoácidos y proteínas: en el párrafo dedicado a los «Nutrientes para fabricar los neurotransmisores» se mencionó que algunos aminoácidos de las proteínas son necesarios para fabricar los neurotransmisores. La microbiota intestinal contribuye a la fabricación de los neurotransmisores, como las especies *Lactobacillus brevis* y *Bifidobacterium dentium*. Estas bacterias son capaces de producir el neurotransmisor GABA a partir de ácido glutámico. El aumento de la producción de GABA en el intestino se correlaciona con el aumento de este neurotransmisor en el cerebro, indicativo de la importancia de estas bacterias intestinales para las neuronas que utilizan GABA.

Las proteínas son macronutrientes cuya función principal es fabricar estructuras y participar en las funciones que el organismo efectúa. Se encuentran tanto en productos vegetales como animales. Las dietas ricas en proteína de origen animal aumentan la producción de firmicutes (*Clostridium*, *Lactobacillus* y *Roseburia*), bacteriodetes (*Bacteroides*) y actinomicetes (*Bifidobacterium*). En particular el tipo *Clostridium* es mucho más abundante en carnívoros que en lactovegetarianos. Si bien estas bacterias se asocian con la producción de acetato y butirato, también pueden incrementar la cantidad de propionato que, como hemos dicho, puede ser proinflamatorio.

La ingesta de proteína animal debe ir acompañada de
fibra alimentaria y debe consumirse con moderación, para
no provocar desequilibrios (disbiosis) en la microbiota.

NUTRIENTE	MICROORGANISMOS QUE ALTERAN SUS NIVELES	ALIMENTOS QUE LOS CONTIENEN
Polisacáridos complejos de digestión lenta (almidón, oligosacáridos de la leche)	• Aumento de firmicutes (*Clostridiumramosum, Clostridium butyricum, Lactobacillus*) • Aumento de bacteriodetes (*Bacteroide thetaiotaomicron*), actinomicetes (*Bifidobacterium*)	• Arroz, cebada, trigo, centeno, sorgo, patata, batata, mijo, yuca • Lácteos y fermentos lácticos sin azúcar añadido
Azúcares sencillos de digestión rápida (glucosa, fructosa, sacarosa)	• Aumento de firmicutes (*Prevotella*)	• Frutas • Gran variedad de verduras • Miel, caña de azúcar, siropes de fuentes vegetales naturales
Dietas prolongadas ricas en grasas saturadas	• Aumento de firmicutes • Disminución de bacteriodetes • Disminución de *Bifidobacterium*	• Mantequillas, mantecas, tocino, panceta • Aceite de palma • Embutidos y quesos • Chocolate con leche • Bollería industrial
Dietas prolongadas ricas en ácidos grasos poliinsaturados (serie omega-3)	• Aumento de firmicutes (*Roseburia, Coprococcus, Eubacterium, Anaerostipes*)	• Pescados azules (sardina, atún, caballa, chicharro, boquerón, arenque, anchoa, salmón) • Granos de lino • Nueces • Legumbres (lentejas, alubias rojas)
Dietas prolongadas ricas en proteína animal	• Aumento de firmicutes (*Clostridium, Lactobacillus y Roseburia*), bacteriodetes (*Bacteroides*), actinomicetes (*Bifidobacterium*)	• Carnes rojas y magras • Vísceras (hígado, riñón) • Quesos • Embutidos y cecinas

4. Flavonoides y polifenoles: los flavonoides y polifenoles son abundantes en el aceite de oliva, té verde, café, cacao, frutos del bosque, quinoa, granada, algunos vegetales y vino, y tienen propiedades antioxidantes. Estos compuestos promueven la proliferación de bacterias beneficiosas y pueden reducir la expresión de otras bacterias perjudiciales. Tienen propiedades complementarias, por lo que se pueden combinar para potenciar sus efectos. En este sentido, un estudio interesante dirigido por el Instituto de investigación Hospital del Mar de Barcelona demostró que el aceite de oliva con tomillo potencia sus propiedades beneficiosas en la proliferación de microbiota saludable.

Por otra parte, un estudio de investigación efectuado por el Centro de Referencia para Lactobacilos (Cerela)-Conicet y la Universidad del Norte Santo Tomás de Aquino, en Argentina, concluyó que la quinoa promueve la proliferación de microbacterias *Lactobacillus* y *Enteroccus* beneficiosas para el intestino. A su vez, estas bacterias fomentan la producción de ácido fítico y las sales derivadas (fitatos) abundantes en vegetales y legumbres como los garbanzos. El ácido fítico es una molécula altamente saludable y bioactiva con capacidad antioxidante. Permite capturar para el organismo algunos microminerales esenciales para el cerebro ya mencionados como el calcio, magnesio, hierro y zinc. Cabe indicar que la quinoa se considera un pseudocereal, ya que no pertenece a la familia de las gramíneas como otros cereales. Se usó como alimento básico desde el periodo inca y otras civilizaciones precolombinas. Actualmente, su consumo ha tomado un nuevo auge gracias a sus excelentes propiedades nutricionales.

Los polifenoles ricos en muchas plantas (frutas, vegetales, granos, semillas, hojas de té) han convivido con nuestro intestino desde hace más de cuatro millones de años.
Han contribuido en gran medida a la evolución de las especies bacterianas en la microbiota intestinal.
¡No es por casualidad que sean neurosaludables en proporciones adecuadas!

Aquí se incluye una Tabla resumen de algunos efectos estudiados en las bacterias intestinales de estos compuestos, y en qué alimentos se encuentran:

COMPUESTOS	MICROORGANISMOS QUE PROLIFERAN	ALIMENTOS QUE LOS CONTIENEN
• Sustancias con propiedades antimicrobianas	• Inhiben microorganismos que pueden ser tóxicos: *Bacillus cereus, Bacillus subtilis, Clostridium tetani, Helicobacter pylori*	• Pimiento rojo • Ajo blanco y negro
• Compuestos fenólicos con propiedades antimicrobianas	• Inhiben microorganismos que pueden ser tóxicos: *Bacteriodes, Clostridium perfringes, Clostridium difficile, Eschericia coli, Salmonella angustifolium* • Aumentan la producción de bacterias beneficiosas: *Bifidobacterium, Lactobacillus acidophilus*	• Aceite de oliva (combinado con tomillo) • Té • Vino • Frutos del bosque • Piel de granada • Cacao
• Ácido cafeico • Epigalatos	• Aumento de bacterias beneficiosas: *Clostridium coccoides y Eschericia rectale*	• Café • Té
• Resveratrol • Polifenoles • Antocianinas	• Aumento de bacterias beneficiosas: *Bifidobacterium y Lactobacillus* • Reducción de factores virulentos y bacterias patogénicas como *Proteus mirabilis, Staphylococcus, Salmonella, Helicobacter pylori, Bacillus cereus*	• Vino • Frutos del bosque • Té
• Vitamina B2 (riboflavina), fitatos (ácido fítico)	• *Lactobacillus rhamnosus, Enterococcus casseliflavus, Enterococcus mundtii*	• Quinoa (no procesada)

En el capítulo siguiente se analizará cómo las dietas selectivas modifican la microbiota intestinal y sus potenciales consecuencias en la actividad cerebral.

Dietas selectivas y su impacto en el cerebro. Ayuno, mediterránea, occidental, paleolítica, sin gluten y vegana.

«Solo por hoy trataré de vivir exclusivamente el día, sin querer resolver el problema de mi vida todo de una vez.»

SÁNDOR MARAÍ

A lo largo de estas páginas se ha resaltado que los cambios prolongados en los hábitos alimentarios provocan a largo plazo cambios significativos en el ecosistema de la microbiota intestinal, que a su vez pueden tener efectos importantes en la actividad cognitiva y emocional. Son parámetros observables a largo plazo para que resulten constatables en el organismo. El impacto de la dieta en la microbiota se puede observar a veces en pocos días, si bien los cambios de los filotipos bacterianos son paulatinos de acuerdo a los hábitos alimentarios. En otras palabras, unos días de viaje con una dieta distinta a la habitual no son relevantes, mientras que una dieta selectiva durante varios años modifica significativamente el ecosistema microbiano intestinal.

Una parte de la sociedad tiene la fortuna de acceder al alimento con tan solo ir a comprarlo. Actualmente, es frecuente que las personas decidan seguir un tipo de dieta particular por convicción, para mejorar su salud, por tendencia o simplemente por curiosidad, entre otras razones. Es esencial tener presente que la microbiota intestinal saludable es crítica para la salud.

A continuación, se exponen algunas características de dietas selectivas comunes, y su posible efecto sobre la microbiota (que influye indirectamente en el cerebro).

AYUNAR OCASIONALMENTE

Por orden alfabético, la primera dieta mencionada es el ayuno. Se trata de una práctica bastante económica pero impopular.

Se tiene tendencia a pensar que ayunar es peligroso para el organismo e implica esfuerzo, voluntad y sufrimiento. Por extraño que parezca, se ha evidenciado que el ayuno es muy beneficioso para el cerebro de los adultos. Contribuye a mantenerlo joven y sano.

Ayunar consiste en no ingerir alimento (máximo de 200 kilocalorías/día) durante intervalos de un mínimo de veinticuatro horas y un máximo de tres semanas. Ayunar es distinto de una dieta hipocalórica, en la cual se reduce crónicamente el 20-40 por ciento del total de calorías de las comidas. Muchas religiones incorporan periodos de ayuno en su ritual. Los musulmanes, cristianos, judíos, budistas e hindúes tradicionalmente dedican unos días al ayuno en su calendario anual. Por otra parte, se han incorporado prácticas médicas de ayuno tomando únicamente agua en períodos de entre tres días y una semana para la prevención y tratamiento de enfermedades.

Durante mucho tiempo en la historia de los ancestros homínidos cazadores y recolectores, adquirir la comida era un reto. Para sobrevivir debían capturar el alimento, lo que implicaba agudizar el ingenio y ser más astutos que las presas. Muchas veces imaginamos a estos hombres y mujeres ancestrales disfrutando de animales de caza de gran tamaño. En realidad, estos individuos comían esporádicamente, con intervalos entre comidas que dependían de la habilidad para conseguir las fuentes de alimento. El cerebro se adaptó a un alto nivel de motivación y retos. De esta manera, la función cognitiva, motora y sensorial se optimizaba con la necesidad de comer.

Sin un cerebro funcionando activamente cuando se está hambriento, es probable que el organismo no hubiera sobrevivido. Gracias a la necesidad de buscar la comida se consiguen adquirir muchas capacidades cognitivas para maquinar estrategias, crear herramientas, domar animales y desarrollar un lenguaje de planificación y ejecución. Incluso en un ayuno prolongado se produce una reducción de la mayoría de los órganos del cuerpo, excepto del cerebro y de los testículos. Desde la perspectiva de la evolución, el mantenimiento de una alta capacidad cognitiva en condiciones de escasez de comida es de importancia primordial.

En algunas sociedades actuales, el suplemento diario de comida está asegurado para la mayoría de las personas. Por consiguiente, gran parte de ellas dedican la actividad cerebral a otras tareas específicas muchas veces monótonas, que no suponen una alta demanda cognitiva. Sin embargo, los retos intelectuales constantes son críticos para el desarrollo y mantenimiento cerebral. En este sentido, la restricción calórica puede optimizar la actividad del cerebro, fomentar su correcta funcionalidad en todas las etapas de la vida y prevenir enfermedades asociadas al envejecimiento como el alzhéimer y el párkinson.

El ayuno de más de dos días, cuando se agota la reserva de azúcares, induce cetogénesis (formación de cuerpos cetónicos como el D-ß-hidroxibutirato) a partir de ácidos grasos liberados de la grasa. Por ello el tercer y el cuarto día de ayuno pueden resultar difíciles de sobrellevar, por la producción de estos cuerpos cetónicos que pueden generar acidosis y se pueden acompañar de sensación de debilidad, migrañas y náuseas. Es importante que el ayuno de más de cuatro o cinco días se realice con un seguimiento médico, si bien algunos días de ayuno pueden ser muy beneficiosas para el cerebro. Ya se indicó anteriormente que las cetonas se pueden utilizar como fuente de energía por las neuronas. Además, promueven cambios beneficiosos en las rutas metabólicas y los procesos celulares. Fomentan la neuroplasticidad y la expresión génica para paliar el daño cerebral, retrasar el envejecimiento y optimizar la salud. En muchos modelos de experimentación con animales se ha encontrado que el D-ß-hidroxibutirato tiene propiedades curativas incluso más eficaces que el uso de medicamentos. El ayuno en días alternos en animales experimentales en los que se emulan crisis epilépticas, artritis reumatoide, alzhéimer, párkinson y lesiones medulares resulta en una mejora funcional y una ralentización de los procesos patológicos de estas enfermedades.

Un aspecto interesante del ayuno es el aumento de un factor neurotrófico en el cerebro denominado BDNF, del inglés *Brain-derived Neurotrophic Factor*, que está acoplado a la insulina. Cuando aumenta la expresión de BDNF en algunas regiones del cerebro se produce aumento de la plasticidad sináptica (conexiones neuronales), neurogénesis y resistencia neuronal al daño. Otro aspecto beneficioso para el cerebro durante el ayuno es la reducción de los niveles de moléculas resultantes del estrés oxidativo lo cual reduce el envejecimiento celular, mejora la bioenergética celular y reduce la neuroinflamación.

Investigadores en neurociencias como el Profesor Mark P. Mattson de Baltimore defienden que «es necesario establecer ensayos controlados en humanos con prescripciones de restricción calórica intermitente para mantener un alto nivel de función cerebral y evitar enfermedades del cerebro». Mattson señala que parece fácil decirlo, pero en la práctica es complejo por muchas razones:

1. La industria alimentaria promueve el consumo diario de un gran número de alimentos a los cuales estamos continuamente expuestos.

2. Los facultativos no insisten lo suficiente en la atención primaria (estilo de vida y dieta), centrándose preferencialmente en intervenciones farmacológicas y quirúrgicas.

3. La industria farmacéutica se centra en estrategias de tratamiento frente a estrategias preventivas como la restricción calórica. Se busca «el producto mágico», si bien el mejor remedio está en la prevención individual.

4. Se carece de una cultura en padres y escuelas que plantee continuos retos y desafíos para el cerebro desde la infancia.

Como comenta el profesor Mattson, todas las evidencias científicas apuntan a que el ayuno alimentario es uno de los indicadores preventivos en enfermedades neurodegenerativas asociadas al envejecimiento. No obstante, aún queda por determinar si un cambio en tales patrones alimentarios será algún día realidad.

LA DIETA MEDITERRÁNEA

La dieta mediterránea se considera de las más saludables y equilibradas. Se caracteriza por un alto perfil en ácidos grasos monoinsaturados y poliinsaturados, polifenoles y otros antioxidantes, fibra y carbohidratos complejos de digestión lenta, y una relativa alta proporción de proteína vegetal frente a proteína animal. Está basada en aceite de oliva, frutas variadas, vegetales, cereales de grano entero, legumbres, frutos secos, consumo moderado de pescado, huevos, carnes magras (de ave), vino tinto, productos lácteos y carne roja. Todos ellos son ingredientes para el correcto desarrollo y mantenimiento de la actividad mental.

El consumo continuado de esta dieta fomenta la proporción adecuada de bacterias beneficiosas en el intestino como *Bifidobacterium*, *Lactobacillus*, *Prevotella*, *Roseburia*, *Eubacteria* y *Bacteroides*. También se observa un aumento de los niveles de ácidos grasos de cadena corta que el intestino produce. Algunos estudios han demostrado que mejora la obesidad y el perfil lipídico. También reduce los procesos inflamatorios. Estos cambios parecen deberse al aumento de *Lactobacillus*, *Bifidobacterium* y *Prevotella*, al mismo tiempo que se produce una reducción de los niveles de *Clostridium*. Estos perfiles bacterianos son los opuestos a los que se observan en la obesidad, la diabetes tipo II, los procesos inflamatorios, la degeneración de la mácula del ojo y enfermedades neuropatológicas como el alzhéimer y el autismo, que presentan niveles bajos de *Bifidobacterium* y altos de *Clostridium*. De todo ello hablamos en el capítulo «El intestino está lleno de microorganismos». Por consiguiente, la dieta mediterránea sería un factor preventivo de diversas patologías, al menos en lo que se refiere a la flora intestinal neurosaludable.

Desde el punto de vista del rendimiento cognitivo, estudios en personas mayores que siguieron la dieta mediterránea durante al menos seis meses concluyeron que mejoraba el rendimiento cognitivo. En concreto, el consumo de ácidos grasos omega-3 se relacionó con una mejora de la memoria espacial y la capacidad memorística.

No obstante, en algunos casos la dieta mediterránea se está combinando con la dieta occidental rica en grasas animales.

Atención, consumir aceite de oliva, combinado con baja
cantidad de pescado, alta de carne roja, lácteos, panes
y dulces, no es exactamente seguir una dieta mediterránea.

Debe obtenerse una adecuada proporción de distintos tipos de alimento, lo que no consiste en comer mucho de todo. Quizá por ello hay personas que aunque supuestamente siguen una dieta mediterránea presentan sobrepeso. Se mencionó en el capítulo «Nunca digas adiós a la grasa» que en particular debería haber una proporción de tres a uno de omega-6 (aceites vegetales) frente a omega-3 (aceites de pescado).

Como guía, se pueden revisar estos principios:

- Aproximadamente dos litros de agua diarios, vino con moderación (una o dos copas/día).
- Dos o tres piezas de frutas variadas al día (preferiblemente fruta de temporada, frutos del bosque o de colores llamativos).
- Dos porciones de verduras variadas poco procesadas en su cocción (por debajo de los 95° C), incluyendo setas o champiñones.
- Una ración diaria de pasta, arroz, cereales, quinoa, bulgur, cuscús, tallarines o panes de grano entero.
- Cantidad moderada de patatas y fécula.
- Pescados o carnes magras tres-cuatro veces por semana (sobre todo pescado).
- Legumbres variadas.
- Aceite de oliva.
- Carne roja uno o dos veces por semana máximo.
- Huevos y lácteos (quesos, yogures, kéfir u otros fermentos lácteos preferentemente de cabra u oveja) con moderación (dos o tres huevos/semana, y un lácteo/día).
- Los dulces, bollería, helados y pastelería muy esporádicamente (menos de una vez por semana).

LA DIETA OCCIDENTAL

La dieta occidental está basada en un alto contenido de grasas (entre el 35 y el 60 por ciento del total de calorías) y azúcares añadidos (procedentes de refrescos, sodas, bollería y panadería industrial, zumos azucarados, etcétera). Es rica en proteína animal (carnes, embutidos, salchichas, queso, fritos) y de bajo contenido en productos vegetales y fibra alimentaria. Como sabes, es la principal representante de la comida rápida.

Numerosos estudios, principalmente efectuados en modelos animales, han alertado sobre los efectos perjudiciales de la dieta occidental sobre la salud. El consumo de esta dieta se ha asociado con un descenso en el número total de bacterias beneficiosas en el intestino, tales como *Bifidobacterium*, *Lactobacillus* y *Eubacterium*, mientras que proliferan otras como *Bacteroides* y *Enterobacteria*, perjudiciales a niveles elevados. En general, proliferan hasta un 20 por ciento más de lo normal firmicutes frente a bacteriodetes. Esta disbiosis también se ha observado en personas con obesidad y diabetes, como se ha indicado en el capítulo «El intestino está lleno de microorganismos». La proliferación de firmicutes también afecta a nivel genético, con alteraciones en la metilación de genes asociados con enfermedades cardiovasculares y obesidad.

Uno de los efectos observados como consecuencia de la disbiosis intestinal es el aumento en la permeabilidad de la mucosa del intestino. La mucosa intestinal está formada por células que dejan pasar desde el intestino a la sangre agua y nutrientes, al mismo tiempo que impiden el paso de sustancias que podrían ser perjudiciales. Sin embargo, el consumo de la dieta occidental altera el equilibrio de la barrera intestinal aumentando el paso de sustancias anómalas al interior del cuerpo, lo que provoca mayor desarrollo de desórdenes metabólicos, inflamación sistémica y disfunción cognitiva. Por otra parte, hay una reducción en la producción de ácido butírico, uno de los ácidos grasos de cadena corta que las bacterias del intestino producen, lo cual genera procesos proinflamatorios.

Respecto al cerebro, se ha observado un aumento de los marcadores de neuroinflamación en dos regiones relacionadas con el pensamiento, el aprendizaje y la memoria: el hipocampo y la corteza cerebral. Si bien estas investigaciones se han hecho en ratones y hay que tomarlas con cautela, algunos informes clínicos en humanos también han señalado un aumento de factores inflamatorios y deterioro cognitivo como consecuencia del consumo de la dieta occidental. El incremento de procesos inflamatorios en el cerebro parece deberse a la producción de endotoxinas por algunos tipos de bacterias del intestino que a su vez alterarían el sistema inmune. Además, un estudio efectuado recientemente ha demostrado que esta dieta afecta el equilibrio de regeneración de la mielina, lo que alteraría la conducción de los nervios.

Otro de los efectos perjudiciales se debe a la desregulación de la insulina como consecuencia del alto consumo de azúcar refinado. En el cerebro, el hipocampo es particularmente sensible a los niveles de insulina, donde existen numerosos receptores para esta hormona que ejercen efectos en la plasticidad de las neuronas y la función cognitiva. El desequilibrio de la insulina se ha relacionado con el aumento de la incidencia de alzhéimer, siendo esta patología más frecuente en personas con diabetes.

En adolescentes, las dietas ricas en grasas y azúcar son particularmente impactantes para la salud, ya que se trata de un momento de la vida en el cual el cerebro todavía está consolidando su proceso emocional y cognitivo. Entre otros, se han observado déficits en la motivación, el aprendizaje, la memoria, así como trastornos emocionales.

La dieta occidental produce desproporciones en la microbiota intestinal, en la integridad de la barrera intestinal, el sistema inmune. Aumenta la inflamación intestinal y cerebral. Afecta a la memoria, el aprendizaje y el equilibrio emocional.

¿Qué ocurre al abandonar la dieta occidental e iniciar otro régimen alimentario? La reducción de la ingesta de dietas hipercalóricas en proteína y grasa animal y azúcares produce una disminución de la desproporción de bacterias firmicutes y bacteriodetes. Incrementan los *Lactobacillus* en paralelo con la recuperación de la barrera intestinal. También mejora la tolerancia a la insulina, los niveles de grasa circulante y la distribución de la grasa subdérmica. En adolescentes, se restaura la conducta neuronal y los procesos endocrinos. Es decir, se vuelve a recuperar un equilibrio saludable.

¡Nunca es tarde si la dieta es buena! Un estudio efectuado por investigadores del Instituto Nacional de Ciencia Médicas y Nutrición Salvador Zubirán y de la Universidad Nacional Autónoma (México) ha demostrado en ratas de experimentación que los efectos nocivos de la dieta occidental (trastorno metabólico y déficit cognitivo) se pueden revertir con una dieta mexicana prehispánica basada en el consumo de frijoles, maíz, tomate, semillas de chía y de calabaza, y nopales (hojas de chumberas).

La dieta paleolítica, también conocida como dieta de los cazadores-recolectores, se basa en el principio de que la dieta humana está actualmente desajustada con respecto a su organismo. Asume que muchos de los desórdenes crónicos metabólicos que padece la sociedad actual se deben al mundo industrializado y no se correlaciona con la evolución genética del ser humano cuyo metabolismo estaría más adaptado a la época del Paleolítico. El Paleolítico fue una etapa de dos millones y medio de años anterior al desarrollo de la agricultura, en la cual los homínidos eran cazadores y recolectores. Se basa en un alto contenido en proteínas de origen vegetal y animal, semillas, raíces ricas en fibra, bajo contenido en grasa total, ausencia de sal, lácteos, legumbres, panes, granos y azúcares refinados. Asimismo, los alimentos se consumen poco procesados.

Uno de los primeros gastroenterólogos en proponer la dieta paleolítica fue Walter L. Voegtlin en su libro *La dieta de la Edad de Piedra*, publicado en 1975. Defendía que el metabolismo de los humanos estaba más adaptado a una dieta carnívora rica en proteínas y baja en hidratos de carbono. Diez años después, los científicos americanos Melvin Konner y Boyd Eaton publicaron un trabajo proponiendo una dieta de estas características. Aunque sujeta a muchas modificaciones y variantes, es actualmente una dieta bastante frecuente.

Sin embargo, existen opiniones controvertidas en la comunidad científica sobre los beneficios de la dieta paleolítica, ya que presupone que el ser humano actual es fisiológicamente idéntico a los homínidos del Paleolítico. Sin embargo, los hábitos alimenticios del ser humano no son estáticos. Dependen de un sinfín de parámetros fisiológicos, sociológicos, costumbres, condiciones climáticas, etcétera, que se inician en el útero materno y evolucionan a lo largo de la vida. Por otra parte, en comparación con los homínidos del Paleolítico, el cerebro actual se ha expandido y el intestino se ha acortado en correlación con el alimento previamente predigerido con la cocción. De esa manera, se reduce el tiempo de masticación y de digestión metabólicamente costosos que roban energía a la actividad cognitiva. Ya se ha comentado anteriormente que la textura dura de los alimentos y las digestiones costosas perjudican la actividad cognitiva.

Desde el punto de vista evolutivo, una parte importante de los microorganismos que conviven en el intestino proliferaron durante el periodo neolítico con la aparición de la agricultura y el aumento del consumo de cereales. Algo parecido ocurrió con los lácteos, que aumentaron enormemente su consumo con la práctica de la ganadería. Muchos expertos consideran que el desarrollo de la agricultura y la ganadería determinó la evolución actual de la dieta humana. Afirman que si el ser humano actual tuviera que adaptarse estrictamente a la dieta de los homínidos del Paleolítico tendría dificultades para sobrevivir.

No obstante, esta dieta tiene elementos muy favorables, como es el bajo contenido en azúcares refinados, sal, grasas animales y gluten. Los mismos autores americanos, Konner y Eaton, han publicado recientemente una actualización de su publicación de 1985, en la cual comentan que la dieta paleolítica modificada ha demostrado treinta años después sus beneficios frente a diferentes patologías como la celiaquía, trastornos cardiovasculares y otras patologías intestinales como el adenoma colorrectal.

No cabe duda de que una dieta rica en vegetales, carnes magras, pescado, frutos secos y baja en azúcares es saludable y neurosaludable, como ya se ha expuesto anteriormente. De hecho, las modificaciones de la dieta paleolítica en los estudios experimentales recientes se han basado en adecuaciones a una dieta muy parecida a la dieta mediterránea. Actualmente, contiene aproximadamente un 30 por ciento de proteína, un 40 por ciento de grasa, en particular monoinsaturada y poliinsaturada, y un 30 por ciento de carbohidratos.

Las principales diferencias respecto a la dieta mediterránea residen en la ausencia de granos y semillas, y de productos lácteos, lo que puede provocar ciertas deficiencias en la ingesta de las cantidades adecuadas de calcio. Será necesario que se efectúen estudios sobre las posibles diferencias de la microbiota tras el uso prolongado de la dieta paleolítica, para clarificar los posibles desequilibrios en las bacterias de fermentación láctica *Lactobacillus* y *Bifidobacterium* beneficiosas para el organismo. De nuevo, la investigación futura nos dará las respuestas.

El gluten es un componente mayoritario del trigo, el centeno, la cebada, la avena y sus derivados como la espelta. Otros granos como el arroz, la quinoa, el mijo, el maíz, el sorgo, el trigo sarraceno o el alforfón carecen de gluten. En esencia, el gluten es un compuesto formado fundamentalmente por proteínas (gliadinas y gluteninas), con un bajo contenido en grasas y carbohidratos. Las proteínas del gluten no son particularmente ricas en aminoácidos esenciales, por lo que este compuesto no es particularmente imprescindible como nutriente, pero añade elasticidad y textura en la fabricación del pan. Antiguamente, el gluten no era un componente mayoritario del grano de cereal, pero la industrialización de panificadoras conllevó progresivamente la selección de variedades de grano con alto contenido en estas proteínas para conseguir panes con mayor elasticidad y durabilidad. Actualmente, gran parte de los panes que se consumen contienen mayoritariamente gluten, por lo que es bastante probable que el uso masivo de este compuesto haya sido un desencadenante del aumento creciente de personas con intolerancia al mismo.

Algunos profesionales de la salud afirman que el pan blanco es una de las causas fundamentales de la degradación de la salud pública. Aconsejan recuperar el pan cien por cien natural con el trigo de antaño, mucho menos rico en gluten y en almidón que el actual, elaborado con procedimientos tradicionales de panificación. De esta manera se recuperaría el extraordinario valor nutritivo y organoléptico de este alimento rico en fibras, polifenoles, flavonoides y antioxidantes que aportan máximos beneficios para la salud, al mismo tiempo que se eliminarían los efectos nocivos sobre la salud del pan elaborado con las variedades modernas de cereal.

Se calcula que aproximadamente un 1 por ciento de la población es celíaca. La celiaquía es una enfermedad autoinmune inflamatoria que se manifiesta en respuesta a la ingesta de gluten. Otras personas son sensibles al gluten aunque no sean celíacas, y desarrollan problemas intestinales (diarrea, dolor abdominal) cuando ingieren alimentos con gluten. En todos estos casos, el malestar se revierte cuando se deja de consumir gluten en la dieta a largo plazo. No obstante, en los últimos años se ha hecho cada vez más popular la dieta sin gluten incluso en personas que no son intolerantes.

Algunas investigaciones han analizado la composición de la microbiota intestinal, comparando personas que siguen dietas sin gluten frente a personas de dietas con gluten. Las personas que siguen dietas sin gluten presentan diferencias importantes en la microbiota intestinal frente a las que siguen dietas con gluten. Los resultados no fueron unánimes. En general, mostraron que tras seguir una dieta sin gluten se observaba menos abundancia de bacterias beneficiosas estimuladoras del sistema inmune: *Lactobacillus, Bifidobacterium, Clostridium lituseburense* y *Faecalibacterium prausnitzii, Roseburia faecis, Ruminococcus bromii* y *Veillonellaceae*. Este descenso de los niveles de bacterias saludables no se debe a la eliminación del gluten, sino a la ausencia de productos con trigo o cebada, lo que influye directamente en las bacterias que digieren polisacáridos complejos muy abundantes en estos cereales. Por el contrario, otras como *Enterobacteriaceae, Clostridiaceae, Coriobacteriaceae* y *Escherichia coli* aumentaban su cantidad. Lo más significativo fue la disminución drástica de *Veillonellaceae*. Se trata de bacterias proinflamatorias, por lo que al bajar sus niveles se reduciría la inflamación y el malestar intestinal de las personas con celiaquía. En definitiva, la dieta sin trigo o cebada puede variar el microambiente intestinal. Disminuye la capacidad de digerir los carbohidratos de digestión lenta.

Una observación experimental es que las personas celíacas suelen tener menos cantidad de firmicutes y bacteriodetes, a pesar de la dieta sin gluten. Una de las consecuencias de esta disbiosis es el aumento en la permeabilidad de la mucosa del intestino (la capa de células que permite el paso de agua y nutrientes a la sangre), que tradicionalmente se ha relacionado con las proteínas del gluten. En un estudio en el que se analizó la microbiota de personas con celiaquía que seguían una dieta estricta sin gluten se observó que incluso con esta dieta la disbiosis persistía. Por consiguiente, si bien es evidente que la dieta sin gluten supone un alivio para las personas con intolerancia a este compuesto, la disbiosis no parece solucionarse solo con la dieta. Quizás en futuros tratamientos se podrían incorporar **prebióticos** (suplementos de polisacáridos complejos de absorción lenta para grupos seleccionados de microorganismos) y **probióticos** (suplementos con microorganismos vivos como *Lactobacillus*) que regularicen la flora intestinal en la celiaquía. Esta estrategia requerirá el estudio personalizado de las carencias bacterianas en cada paciente.

Las consecuencias de la celiaquía no se restringen al intestino. La inflamación sistémica puede también tener efectos adversos en el cerebro. Algunos investigadores como Marios Hadjivassiliou, experto en neuropatologías derivadas del gluten en personas con intolerancia, han definido la celiaquía como una enfermedad neurológica. Denominan «neurogluten» los trastornos cerebrales derivados del gluten. Sin embargo, la relación entre neuropatologías graves y la intolerancia al gluten es muy baja. Se han detectado molestias neurológicas leves entre el 2 y el 10 por ciento de los celíacos cuando consumen gluten, como lagunas de memoria, confusión, fatiga mental, migrañas, ansiedad, irritabilidad y déficit de atención. Además, en las personas mayores con celiaquía que no siguen una dieta sin gluten se observa aumento de deterioro cognitivo y demencia. La celiaquía también se ha relacionado con la ataxia cerebelar, una enfermedad producida por inflamación de los nervios que se manifiesta con baja coordinación al efectuar movimientos como hablar, tragar y caminar. Otra consecuencia neurológica derivada es la epilepsia, que se manifiesta en aproximadamente un 5-7 por ciento de los casos. Si bien está aún poco estudiado, la epilepsia en personas con celiaquía sería consecuencia de la toxicidad producida por el gluten. Estos síntomas suelen aliviarse cuando la persona con celiaquía sigue una dieta sin gluten.

LA DIETA VEGANA

La dieta vegana excluye todo tipo de carnes, pescado, huevos y productos lácteos. Si bien puede resultar saludable para personas que la practican, este tipo de dietas selectivas requiere disciplina, conocimiento, motivación y mucha planificación. La persona vegana debe tener en cuenta que el cerebro necesita de algunos nutrientes esenciales como el triptófano y otros aminoácidos esenciales para fabricar los neurotransmisores, así como ácidos grasos insaturados omega-3, que se encuentran en proporciones muy bajas en productos vegetales (ver el capítulo «El cerebro no come de todo»).

En personas veganas, se ha observado que hay desproporciones en la microbiota intestinal. Suelen tener niveles más bajos de *Bifidobacterium* y *Bacteroides*, y más altos de *Prevotella* y algunas firmicutes, como corresponde a la digestión de dietas con alto contenido en fibras. Sin embargo, a pesar de estas diferencias en la proporción de microorganismos no parece haber diferencias importantes en la producción de nutrientes por el intestino, como son los ácidos grasos de cadena corta (ácido acético, ácido butírico y ácido propiónico) que protegen a las neuronas.

En el cerebro, una dieta vegana insuficientemente suplementada puede provocar comúnmente carencias de vitamina B6 y B12, triptófano, ácido docosahexaenoico y ácido eicosapentaenoico (omega-3), y microminerales como yodo, hierro y calcio. En consecuencia, en personas veganas se pueden producir síntomas neurológicos como insomnio, depresión, ansiedad, confusión, dificultades para concentrarse. En muchos casos, con suplementos alimentarios que cubran las necesidades para el mantenimiento cerebral se pueden aliviar estos síntomas.

En las personas sin patologías determinadas, la nutrición adecuada consiste en un equilibrio en la cantidad y variedad de alimentos. El consumo excesivo de un determinado nutriente, por muy beneficioso que sea, puede descompensar la balanza interna de nuestro organismo en el medio plazo. En el largo plazo, lo que se ingiere tendrá un efecto trascendental sobre la microbiota y, en consecuencia, sobre el cerebro. Por consiguiente, cuanto más se conozca al respecto más libertad se adquirirá para elegir la dieta que conviene para mantener un cerebro saludable toda la vida. Además, con el asesoramiento adecuado, los suplementos prebióticos o probióticos pueden aportar un beneficio añadido. Con pautas equilibradas no debería confirmarse el proverbio del antiguo Egipto que dice «Un cuarto de lo que comes te mantiene vivo. Los otros tres cuartos mantienen la vida de tu doctor».

A continuación se expone un cuadro comparativo de las dietas selectivas comentadas. Incluye lo que he denominado cerebrómetro. El cerebrómetro es una escala de valores de uno a diez, siendo el uno el valor menos neurosaludable. Se indica en la tabla siguiente un valor aproximado de acuerdo a lo expuesto.

TIPO DE DIETA	CARACTERÍSTICAS	COMENTARIOS
Ayuno	• Consumo único de agua en ausencia de alimento o con un mínimo de alimento (máximo de 200 kilocalorías/día) durante intervalos de un mínimo de doce horas y un máximo de tres semanas.	• Cetogénesis (formación de cuerpos cetónicos) • Fomento de la plasticidad sináptica y la sinapatogénesis • Reducción del estrés oxidativo y de la neuroinflamación • Protección frente a enfermedades neurodegenerativas asociadas al envejecimiento
Mediterránea	• Aceite de oliva, frutas variadas, vegetales, cereales de grano entero, legumbres, frutos secos, pescado, huevos, carnes magras (de ave) • Consumo moderado de vino tinto, productos lácteos, carne roja	• Promueve la proliferación de bacterias intestinales beneficiosas: *Bifidobacterium, Lactobacillus, Prevotella, Roseburia, Eubacteria* y *Bacteroides* • Aumento de los niveles de ácidos grasos de cadena corta en el intestino • ¡Cuidado! Se debe mantener una proporción adecuada de omega-6 (aceites vegetales) frente a omega-3 (aceites de pescado) (tres omega-6 por un omega-3)
Occidental	• Alto contenido en grasas y proteína animal (carnes, embutidos, salchichas, queso, fritos) y azúcares añadidos (procedentes de refrescos, sodas, bollería y panadería industrial, zumos azucarados, etc). Bajo contenido en productos vegetales y fibra alimentaria	• Descenso de bacterias intestinales beneficiosas: *Bifidobacterium, Lactobacillus* y *Eubacterium* • Proliferación excesiva de bacterias *Bacteroides* y *Enterobacteria* • Disbiosis (desproporción de la flora intestinal) • Mayor riesgo de obesidad, diabetes, enfermedades neurodegenerativas y cardiovasculares
Paleolítica	• Alto contenido en proteínas de origen vegetal y animal, semillas, raíces ricas en fibra • Bajo contenido en grasa total • Ausencia de sal, lácteos, legumbres, panes, granos y azúcares refinados • Los alimentos se consumen poco procesados	• Perfiles microbianos intestinales aún por investigar • Controversia entre los científicos respecto a sus características (presupone que el ser humano actual es similar a los homínidos del paleolítico, si bien tenemos cerebros más grandes y demandantes de energía, intestinos más cortos

TIPO DE DIETA	CARACTERÍSTICAS	COMENTARIOS
Paleolítica		y acostumbrados a alimentos predigeridos por la cocción) • Los hábitos alimenticios del ser humano dependen de muchos parámetros fisiológicos, sociológicos, etc. que no se contemplan en esta dieta • La textura dura de los alimentos y las digestiones costosas influyen sobre la actividad de la memoria y el aprendizaje • Beneficios frente a la celiaquía, trastornos cardiovasculares y otras patologías intestinales como el adenoma colorrectal
Sin gluten	• Se eliminan alimentos con gluten, y cereales como trigo, centeno, cebada y derivados (como espelta) • Dieta obligatoria en personas con celiaquía y en aquellas con intolerancia al gluten	• Reducción de bacterias intestinales beneficiosas que digieren los carbohidratos complejos de digestión lenta: *Lactobacillus, Bifidobacterium, Clostridium lituseburense y Faecalibacterium prausnitzii, Roseburia faecis, Ruminococcus bromii y Veillonellaceae* • Aumento de bacterias *Enterobacteriaceae, Clostridiaceae, Coriobacteriaceae y Escherichia coli* • Riesgo de disbiosis (desproporción de la flora) • Los celiacos que toman gluten pueden sufrir trastornos neurológicos como lagunas de memoria, confusión, fatiga mental, dificultades para pensar, y ataxia cerebelar (inflamación de los nervios)
Vegana	• Excluye carnes, pescado, huevos y productos lácteos • Rica en vegetales, semillas, granos, frutos secos, fibra vegetal	• Bajos niveles de *Bifidobacterium* y *Bacteroides* • Altos niveles de bacterias intestinales *Prevotella* y algunas firmicutes • Riesgo de carencias en vitamina B6 y B12, triptófano, ácido docosahexaenoico y ácido eicosapentaenoico (omega-3), microminerales como yodo, hierro y calcio.

Pautas dietéticas para el cerebro durante la menopausia

«Todo tiempo pasado fue anterior.»

Les Luthiers

Las hormonas sexuales, en particular las femeninas (estrógenos y progesterona) no son solamente hormonas con implicaciones en funciones cardiovasculares, mantenimiento del hueso y de los rasgos sexuales propiamente femeninos. Además ejercen diversas acciones en el cerebro, incluyendo la modulación del estado anímico, y funciones protectoras de las neuronas. En mi actividad investigadora he dedicado varios años a estos estudios. Existen mecanismos por los cuales las hormonas sexuales femeninas ejercen acciones protectoras en el cerebro frente a enfermedades neurodegenerativas asociadas a la edad como el alzhéimer, el párkinson y la isquemia cerebral.

Cuando en la mujer hacia los 45-50 años se inician las primeras fases de la menopausia (perimenopausia), se reducen paulatinamente los niveles de hormonas sexuales circulantes. Hacia los 55-60 años los niveles de estas hormonas están muy bajos en sangre, produciendo cambios fisiológicos que pueden afectar también a la actividad en el cerebro y aumentar el riesgo de padecer enfermedades neurodegenerativas. Ello no significa que una mujer con menopausia vaya forzosamente a tener problemas mentales. Sin embargo, es importante saber que la reducción de las hormonas sexuales durante la menopausia aumenta la posibilidad de padecer alzhéimer y párkinson.

La esperanza de vida en la mujer en el mundo occidental es de más de ochenta años, siendo las japonesas y las españolas las más longevas del mundo. Una mujer tiene altas posibilidades de pasar un tercio de su vida en estados menopáusicos. Este factor no es banal si pensamos en las cifras: se calcula que existen aproximadamente 850 millones de mujeres en menopausia, de las cuales unos cuatrocientos millones estarían por debajo de los sesenta años. Además, cada año hay unos cuarenta y cinco millones más de mujeres en etapas menopáusicas. Muchas mujeres en estas etapas se quejan de encontrarse desatendidas en lo que respecta al asesoramiento sobre pautas aconsejables y cómo aliviar los diversos síntomas. «Como ya no somos útiles, no nos hacen caso», comentaba al respecto una mujer que conocí.

No hay remedios milagrosos, pero se pueden seguir ciertas pautas que permitan aliviar los síntomas más comunes de la menopausia. Lo ideal sería preparar progresivamente al organismo para reducir los efectos de los cambios hormonales desde la perimenopausia, cuando todavía se dispone de estrógenos y progesterona circulantes.

Teniendo en cuenta que aproximadamente un 70 por ciento de las mujeres experimenta los síntomas de la menopausia, se propuso hace unos años utilizar terapias sustitutivas de estrógenos, es decir, suministrar estrógenos (por ejemplo de yegua) a las mujeres en periodos menopáusicos. Sin embargo, estas terapias no progresaron por el aumento de la incidencia de cáncer de útero y endometrio. Se desaconseja mantener por más de cinco años y únicamente en los casos de síntomas severos.

Como alternativa a las terapias sustitutivas de estrógenos, se calcula que un 80 por ciento de las mujeres suelen utilizar hierbas medicinales, vitaminas, minerales y medicinas homeopáticas para aliviar los síntomas más comunes (sofocos, problemas cardiovasculares, hipertensión, aumento del riesgo de osteoporosis). Respecto al cerebro, el 40 por ciento de las mujeres (en particular de raza blanca) experimentan insomnio, cambios de humor y tendencia a la depresión y la melancolía. La terapia sustitutiva hormonal actual admite el uso de fitoestrógenos (compuestos de plantas con propiedades estrogénicas), de los cuales los más populares por su eficacia son las isoflavonas y los lignanos. El consumo de estos compuestos fomenta en el intestino la conversión metabólica a compuestos con una estructura similar a los estrógenos humanos. Estos compuestos, además de actuar como protectores del cerebro, también parecen ser beneficiosos para el sistema óseo (prevenir la osteoporosis). Y parecen reducir el riesgo de cáncer, en particular los hormono-dependientes, como son algunos tipos de cáncer de mama, ovario y útero.

Las isoflavonas son abundantes en las legumbres, en la soja y en productos manufacturados como el tofu y los tallarines de soja. Los lignanos son abundantes en cereales, fruta y vegetales.

ISOFLAVONAS	LIGNANOS
• Legumbres (semillas de soja, lentejas, judías blancas y pintas, garbanzos) • Productos a base de soja (harina de soja, sémola de soja, leche de soja, tofu)	• Frutas (pera, manzana, cereza) • Semillas (de lino, de girasol) • Verduras (zanahoria, hinojo, cebolla, ajo, brécol) • Aceites (de oliva, de girasol) • Bebidas (cerveza a base de lúpulo, bourbon a base de maíz)

Otras plantas y hierbas comúnmente utilizadas son las que se indican en la Tabla a continuación.

PLANTA	PROPIEDADES
• Ginseng (*Panax ginseng*)	• Rico en compuestos ginsenósidos • Mejora el apetito sexual y los sofocos
• Hierba de San Juan (*Hipericum perforatum*)	• Mejora los cambios de humor y la depresión
• Onagra (*Oenothera bienis*)	• Rica en ácidos grasos esenciales de la serie omega (ácido linoleico y gamma linolénico) • Trastornos durante el periodo menstrual
• Rhodiola (*Rhodiola rosea*)	• Contiene salidrósido y glucósidos • Mejora el humor, la depresión, el insomnio y el deterioro cognitivo
• Salvia (*Salvia lavandulifolia*)	• Rica en flavonoides y fitoestrógenos • Reduce la sudoración, los sofocos y trastornos digestivos asociados con la menopausia
• Tribulus (*Tribulus terrestris*)	• En la medicina tradicional china y ayurvédica se ha venido utilizando para incrementar el deseo sexual y evitar la disfunción sexual en la mujer

Uno de los fitoestrógenos que más se ha estudiado es la genisteína. A esta isoflavona se le atribuyen ciertas propiedades anticancerígenas demostradas en cultivos celulares y efectos fisiológicos moderados durante la menopausia, dependiendo de la dosis. Las poblaciones asiáticas de Japón, Taiwán y Corea consumen entre 20 y 150 mg/día de isoflavonas (tofu y miso principalmente), observando en estas mujeres una menor frecuencia de los síntomas típicos de la menopausia. Sin embargo, no existe un criterio claro sobre las dosis que se deben tomar de isoflavonas.

Una línea de suplementos alimentarios específicos para el cerebro durante la menopausia aún en desarrollo son los denominados neuronutracéuticos. Los nutracéuticos (de la unión de «nutrición» y «farmacéutico») son sustancias naturales que se encuentran en los alimentos y contribuyen a favorecer o mejorar nuestra salud, incluida la salud cerebral. Los neuronutracéuticos ejercerían efectos protectores frente al mayor riesgo de degeneración neuronal como consecuencia de la menopausia. Una propuesta es incorporar suplementos ricos en el ácido eicosapentaenoico (EPA) y ácido docosahexaenoico (DHA). Por ejemplo, se pueden conseguir suplementos con un contenido de 350-450 miligramos de estos ácidos grasos, lo cual es muy recomendable.

Sin embargo, el EPA y el DHA no son suficientes para ayudar al cerebro en las mujeres menopáusicas. En este sentido, los hallazgos de la investigación que hemos desarrollado en animales experimentales indican que los estrógenos tienen un papel muy importante para reducir la incidencia de alzhéimer y de párkinson, y son aún más eficaces cuando se utilizan junto con el DHA. Aunque estos datos sean muy prometedores, todavía queda mucho por descubrir en relación a los efectos de la menopausia en el cerebro.

Es particularmente crucial el tipo de alimentación durante la perimenopausia y las primeras etapas de la menopausia. Es un periodo de transición hormonal trascendental. Sin duda, es de particular importancia el consumo de alimentos que sean ricos en isoflavonas, así como aquellos que sean ricos en ácidos grasos de la serie omega-3.

Ojalá, en un futuro cercano, se disponga de neuronutra-céuticos específicos para la menopausia. A mí en particular me interesa, porque ya he decidido vivir hasta los noventa años de manera neurosaludable.

5

Un cerebro joven toda la vida

«La juventud es tan solo un concepto relativo.
La eterna juventud es una decisión personal.»

*M*e gusta bromear al hablar del envejecimiento. Mi frase favorita es «El envejecimiento es un proceso evolutivo que se adquiere al nacer», a lo que añado: ¡Pero la juventud también se adquiere al nacer! Sin duda, cada día se envejece un poco. Sin embargo, desde mi punto de vista, la sensación de envejecer puede ser subjetiva. Asumirlo puede suponer un aliciente para continuar la senda de nuestra vida con una sonrisa dibujada en el rostro. El paso de los años permite descubrir otras facetas de nuestra existencia, otras formas de abordar nuestro ser y el contexto que nos rodea. Puede ser una experiencia extraordinaria desde el punto de vista cognitivo y emocional.

Al igual que ocurre con la alimentación como vehículo en el destino de nuestra salud, en la mayoría de los casos uno mismo es también el actor o actriz principal de la forma de envejecer. Cabe mencionar que existen parámetros internos y externos irremediables que desencadenan procesos neuropatológicos con independencia de nuestro estilo de vida, como pueden ser el perfil genético individual y el contexto medioambiental y socioeconómico. No obstante, el envejecimiento saludable implica una cierta actitud y estilo de vida juvenil en cuerpo y espíritu.

Pondré un ejemplo que tengo cercano. Provengo de una familia con tendencia a la longevidad. Tengo una tía que nació en 1920 y goza de una salud física y mental envidiable. Su lema es que hay que ser valiente, tener una actitud positiva ante la vida, reírse lo más que se pueda, comer de todo pero en pequeña cantidad, cultivar el intelecto, tener vida espiritual y dormir bien. Desde luego, estos conceptos los lleva a la práctica y todavía ahora, con casi cien años, se va todos los veranos huyendo del calor a la sierra de Córdoba donde camina por la naturaleza y disfruta de buenos momentos con los amigos. Como se suele decir de forma coloquial, mi tía tiene «buenos genes». Aun así, cumple con los preceptos de cómo vivir muchos años con salud.

Conocer más en detalle la manera en la que envejece uno de los órganos más importantes del organismo (el cerebro) permite adquirir consciencia de aquellas pautas de vida que «optimizan» su envejecimiento saludable y lo preservan joven. A continuación veremos la manera en la que evoluciona el cerebro con el paso de los años.

¿Cómo envejece tu cerebro?

El cerebro no envejece como el resto del cuerpo. No envejece sistemáticamente al ritmo de otros órganos. Se puede comprobar cómo hay personas que exhiben una agilidad mental extraordinaria a edad avanzada, mientras que otras con un aspecto físico más joven presentan una actividad cerebral más ralentizada y menos ágil. La edad cerebral no siempre se corresponde con la edad fisiológica de la persona.

Es importante conocer qué factores influyen en que el cerebro envejezca. En la tabla se indican los cambios observados en el cerebro con el transcurso de la edad.

CAMBIOS POSIBLES EN EL CEREBRO CON EL ENVEJECIMIENTO	
Pérdida de peso cerebral	Aproximadamente un 10 por ciento de pérdida de peso del cerebro en personas entre los noventa y cien años de edad
Cambios neuroanatómicos	Pérdida de la sustancia gris y de la integridad de la sustancia blanca en algunas zonas del cerebro

Deterioro de la actividad metabólica	Detrimento en la utilización de la glucosa y en la capacidad de respiración en las células
Capacidad de comunicación entre las neuronas disminuida	Menor producción de los neurotransmisores o de los receptores de los neurotransmisores
Pérdida de la vascularización	Reducción del flujo sanguíneo y de la red de vasos sanguíneos
Aumento del estrés oxidativo	Mayor acumulación en las células de residuos tóxicos derivados de la respiración
Incremento de la neuroinflamación	Aumento de la producción de sustancias proinflamatorias y proliferación de las células del cerebro encargadas de la defensa inmunológica

1. Pérdida de peso cerebral: los estudios indican que cuando se compara a una persona de veinte años con una de cien años, se observa que en los varones el cerebro pierde unos 150 g y en las mujeres unos cien. Ello se debe a varios factores, incluyendo pérdida de conexión entre las neuronas, acortamiento de las conexiones y pérdida de neuronas en algunas regiones del cerebro.

2. Cambios neuroanatómicos: las investigaciones que analizan imágenes del cerebro demuestran que se reduce el tejido cerebral. Se pierde sustancia gris en algunas zonas del cerebro, como la corteza cerebral y el hipocampo, mientras que otras, como la zona occipital, no se ven afectadas. El envejecimiento cerebral también genera pérdida de la densidad de la sustancia blanca en la zona de la corteza frontal y el hipocampo. Estos cambios vienen acompañados de un cierto deterioro de las funciones que estas zonas del cerebro desempeñan, ralentización de los procesamientos del pensamiento y de los reflejos. Por ello, es frecuente que las personas mayores se quejen de pérdida de las habilidades ejecutivas, de la capacidad de lenguaje y de la memoria a corto plazo. Sin embargo, estas facultades se pueden compensar con la experiencia y los recursos de conocimiento previamente adquiridos. Por otra parte, se mantienen intactas las habilidades en la memoria autobiográfica, las emociones y la capacidad de anticipación como fruto de la experiencia.

3. Deterioro de la actividad metabólica: en algunas regiones del cerebro, como el hipocampo y la corteza prefrontal, se observa una reducción en el metabolismo energético de las células, con una peor utilización de la glucosa. Acompañado a esto, se observa un menor rendimiento de la respiración celular, lo que conlleva un progresivo agotamiento de las neuronas.

4. Capacidad de comunicación entre las neuronas disminuida: se produce una potencial reducción en la producción de los neurotransmisores o de los receptores (proteínas). En otras palabras, disminuye la producción de neurotransmisores en la neurona que «envía el mensaje», así como la presencia de receptores para los neurotransmisores en la neurona que «recibe el mensaje». Como consecuencia de ello, se dificultaría la comunicación óptima entre las neuronas.

5. Pérdida de la vascularización: con el envejecimiento se observa una reducción en el flujo de sangre al cerebro como consecuencia de la pérdida de vasos sanguíneos y de alteraciones en las paredes de las arterias. También se pierde la actividad adecuada en la permeabilidad de la barrera hematoencefálica. En consecuencia, se produce una reducción en el aporte de oxígeno y nutrientes a las neuronas, lo que dificulta su actividad normal.

6. Aumento del estrés oxidativo: como ya se ha comentado en diversas ocasiones, el estrés oxidativo se genera como consecuencia de desequilibrios en los procesos prooxidantes y antioxidantes del organismo. Este desequilibrio conlleva un aumento de las especies reactivas de oxígeno, los radicales libres y otras moléculas resultantes que pueden ser tóxicas para las células y que deben eliminarse. Con el envejecimiento celular, el acúmulo de estos residuos puede generar estrés oxidativo y dificultar la funcionalidad de las neuronas, incluso produciendo la muerte de las mismas. Una de las causas del estrés oxidativo puede ser consecuencia de un fallo en los mecanismos de las defensas antioxidantes que las células de manera natural poseen, fallo que suele aumentar con la edad.

7. Incremento de la neuroinflamación: el cerebro es un órgano privilegiado desde el punto de vista de la defensa inmune, ya que cuenta con la exigente barrera hematoencefálica que impide el paso de sustancias inflamatorias y otros agentes potencialmente nocivos para las neuronas. La inflamación en general se podría definir de manera sencilla como un proceso de reacción en las células frente a agentes tóxicos que pueden provenir de fuentes internas o externas al organismo. Tiene como objetivo el aislamiento y la destrucción de todo aquello que pueda ser peligroso para la estabilidad de las células, así como reparar el tejido que pueda verse afectado. En estas circunstancias, las células de defensa secretan sustancias (citosinas, interleucinas, factores de crecimiento) para destruir el factor tóxico. Como consecuencia, se inducen procesos inflamatorios. Este proceso suele ser transitorio, y la inflamación desaparece cuando se ha eliminado el agente dañino en cuestión. Sin embargo, se puede producir una inflamación crónica como consecuencia, por ejemplo, de un exceso de ingesta de ácidos grasos trans, azúcares refinados, alcohol, aumento del estrés oxidativo, una desproporción entre los ácidos grasos omega-6, e incluso el estrés nervioso. En el capítulo «Tienes un invitado a comer: el cerebro» se detallan estos aspectos. Otro factor parece ser la pérdida de la selectividad de la barrera hematoencefálica, que se haría más permeable y permitiría así el paso de células o sustancias proinflamatorias.

Cabe mencionar que, en general, aún se desconoce si algunos de estos factores son realmente causa o consecuencia del envejecimiento cerebral. Es decir, si el envejecimiento podría deberse, por ejemplo, al estrés oxidativo o los procesos inflamatorios o si, por el contrario, estos factores serían en realidad la consecuencia del deterioro cerebral. La investigación futura nos dará más pistas al respecto.

Ahora que se han descrito en este apartado los parámetros más básicos y generalizados en el envejecimiento cerebral, se pueden desglosar algunas de las pautas que contribuyen a que el cerebro se mantenga sano con la edad.

¿Cómo prevenir el envejecimiento cerebral?

«No es verdad que las personas paran de perseguir sueños porque se hacen viejos, se hacen viejos porque paran de perseguir sus sueños.»

Gabriel García Márquez

Con el envejecimiento hay una mayor incidencia de enfermedades neurodegenerativas como alzhéimer, párkinson y lo que se denominan demencias. La demencia (que proviene del latín *dementiae* «lejos de su mente») es una definición que se suele usar de manera genérica para las enfermedades del cerebro asociadas al envejecimiento. Aunque los factores que desencadenan estas enfermedades sean diversos y en algunos casos aún desconocidos, todas ellas cursan con un envejecimiento acelerado del cerebro. En otras palabras, se observa que los parámetros clásicos de un cerebro de más edad aparecen agudizados y acelerados en uno que padece demencia. Si bien estas enfermedades son incurables, se pueden establecer pautas preventivas con el objetivo de atenuar y ralentizar el proceso de deterioro progresivo del cerebro.

Estadísticamente, a partir de los sesenta años las probabilidades de padecer alzhéimer o párkinson aumentan en un 5 por ciento cada cinco años. Este aspecto es actualmente de crucial interés, en particular en los países desarrollados, donde la población envejece a pasos agigantados. En 2009 se calculaba que había unos 264 millones de personas (21% de la población) en el mundo mayores de sesenta años, y se estima que en 2050 sea de 416 millones (33% de la población). Siguiendo con cifras escalofriantes, hay unos veinte millones de personas en el mundo con demencia, y se calcula que será de unos ochenta millones en el año 2040. Salvo excepciones en las que existe una componente genética, estas enfermedades se asocian esencialmente al aumento de la longevidad de las personas.

En el grupo de investigación al que pertenezco llevamos muchos años indagando sobre estas devastadoras enfermedades. Cómo y dónde se originan, de qué manera paliar los síntomas o cómo conseguir diagnosticarlas en los inicios para mejorar los tratamientos. A pesar de los esfuerzos de miles de investigadores, siguen siendo aún enfermedades incurables de las que se desconocen muchos aspectos. El caso del alzhéimer es particularmente alarmante por el desgaste que supone no solo para la persona enferma, sino para familiares y cuidadores. En palabras de Rosa Montero en su libro *La hija del Caníbal*: «El alzhéimer es una enfermedad cruel que te roba no solamente lo que eres, sino lo que has sido». Como soy optimista, creo que la investigación dará sus frutos en un futuro cercano.

El objetivo de este libro no es escribir sobre fatalismos, sino contribuir al conocimiento sobre este órgano maravilloso que poseemos. Un alto porcentaje de los parámetros de riesgo de estas enfermedades se puede reducir. En los diversos capítulos, se han descrito numerosos factores alimentarios beneficiosos y perjudiciales para el cerebro. Son herramientas útiles para crear un «plan personal de prevención del envejecimiento cerebral».

Puedes consultar la tabla para contrarrestar el envejecimiento cerebral. He incluido en estas pautas un 10, ya que todas ellas tienen el valor neurosaludable máximo.

CAMBIOS POSIBLES DEL CEREBRO POR EL ENVEJECIMIENTO	PAUTAS NEUROSALUDABLES PARA CONTRARRESTAR EL ENVEJECIMIENTO CEREBRAL	CEREBRÓ-METRO
• Pérdida de peso cerebral • Cambios neuroanatómicos • Deterioro de la actividad metabólica • Capacidad de comunicación entre las neuronas disminuida • Pérdida de la vascularización • Aumento del estrés oxidativo • Incremento de la neuroinflamación	• Hacer ejercicio físico • Pasear al aire libre y en la naturaleza • Practicar la «gimnasia mental» y poner retos al cerebro • Dormir bien (ocho horas es lo recomendable) • Tomar las grasas insaturadas adecuadas (omega-3 en particular) • Seguir pautas nutricionales neurosaludables según las posibilidades y circunstancias de cada persona • Fomentar las relaciones sociales • Vivir con estilo (alimentar el amor, el espíritu, la ilusión, la risa, disfrutar de la maravillosa naturaleza humana, degustar los sorbos del vaso medio lleno)	1 2 3 4 5 6 7 8 9 **10**

El ejercicio físico. De manera unánime, el ejercicio provee enormes beneficios para las habilidades cognitivas, la memoria, el aprendizaje, las emociones y en general la actividad cerebral. A cualquier edad. Además, previene enfermedades neurodegenerativas y el deterioro intelectual asociado a la edad. De manera interesante, algunos estudios de neuroimagen han demostrado que el ejercicio aeróbico regular (caminar a buen paso, trotar, pedalear, nadar, bailar, subir peldaños de la escalera) en personas de la tercera edad produce un aumento del volumen de las regiones más relacionadas con la memoria, el aprendizaje y el conocimiento como son la corteza frontal y el hipocampo. Curiosamente son también las áreas que se ven afectadas en algunas demencias. Además, se ha observado que se fomenta la expresión de los factores de defensa contra el estrés oxidativo y la inflamación. Otros aspectos beneficiosos son la mejora en la vascularización (los vasos sanguíneos) en el cerebro, el flujo sanguíneo, la actividad neuronal y el metabolismo. Todavía carecemos de datos sobre la intensidad y duración óptimas del ejercicio, si bien se establece un mínimo de media hora de ejercicio aeróbico combinado con unos diez minutos de estiramientos tres o cuatro veces por semana.

Una práctica saludable es el ejercicio en contacto con la naturaleza cuando las condiciones personales lo permiten. Se observa en particular una mejora en el rendimiento memorístico. Además, la exposición al sol por un tiempo moderado y con adecuada protección optimiza los niveles de vitamina D, muy beneficiosa para el cerebro. Coincido con el neurocientífico José Ángel Obeso cuando afirmaba en una entrevista que «En la naturaleza, el ser humano se encuentra en su elemento, es el lugar en el que hemos evolucionado durante miles de años. Para el cerebro, estar en la naturaleza es como volver al útero materno».

La gimnasia mental y los retos para el cerebro. Ya hemos dicho que una de las regiones del cerebro que más se desarrolló durante nuestra evolución en los homínidos fue la zona de la corteza prefrontal, la que nos permite conductas de planificación compleja, toma de decisiones, procesos emocionales y de contexto social. En la época en la que nuestros ancestros desarrollaron estas habilidades vivían expuestos a un continuo reto

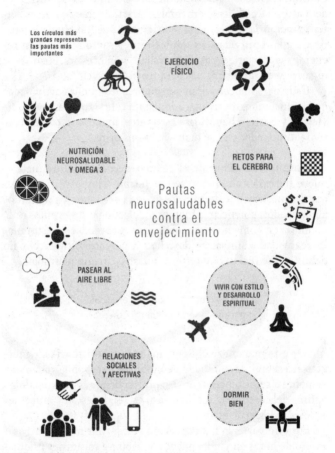

Los círculos más grandes representan las pautas más importantes

EJERCICIO FÍSICO

NUTRICIÓN NEUROSALUDABLE Y OMEGA 3

RETOS PARA EL CEREBRO

Pautas neurosaludables contra el envejecimiento

PASEAR AL AIRE LIBRE

VIVIR CON ESTILO Y DESARROLLO ESPIRITUAL

RELACIONES SOCIALES Y AFECTIVAS

DORMIR BIEN

Gráfico-resumen de las pautas neurosaludables para mantener un cerebro joven toda la vida.

para conseguir el alimento, y requerían habilidades estratégicas, de planificación y comunicación. Por ello es beneficioso desarrollar diferentes tipos de entrenamiento intelectual para reforzar nuestros circuitos neuronales. Por ejemplo, abordar nuevas tareas memorísticas y ejecutivas, viajar, aprender una canción nueva o un poema, tocar un instrumento, seguir clases de teatro, hacer cálculos mentales, practicar juegos que ejerciten la memoria y en general todo aquello que fomente el aprendizaje y la creatividad. Es también interesante reincidir en recuerdos de eventos pasados, fechas, nombres, direcciones o lugares, y evitar las rutinas para reactivar los circuitos.

Cada persona conoce mejor que nadie aquellas actividades que le ilusionan, motivan, suponen un esfuerzo intelectual, divierten y entretienen. Busca esos retos, mantén tu cerebro activo y motivado, y él se mantendrá en forma.

Dormir bien. Dormir el tiempo necesario (entre siete y nueve horas) es altamente recomendable. Hay investigaciones que demuestran que dormir nos ayuda a gestionar los recuerdos almacenados, potenciar la memoria, seleccionar los eventos de la memoria en el medio plazo, optimizar el aprendizaje, estimular la creatividad, «limpiar los desechos» y potenciar la atención. En definitiva, se regenera y refresca nuestro circuito neuronal.

¡El sueño reparador es esencial
para recuperar la energía mental!

De esta manera se obtiene una mayor resistencia bioenergética cerebral: la habilidad cerebral para responder adaptativamente a retos bioenergéticos, promoviendo la funcionalidad óptima del cerebro, la resistencia al estrés, la lesión y enfermedades a lo largo de la vida.

Por otra parte, la falta de sueño por dormir mal o por pasar exceso de horas en vigilia puede contribuir a trastornos psiquiátricos y neurológicos, y alteraciones en la capacidad cognitiva, de la memoria y emocional. El neurocientífico americano Matthew Walker, director del Centro para la ciencia del sueño en humanos de la Universidad de California (EE. UU.), ha publicado recientemente un libro en el que describe los numerosos efectos nocivos de la falta de sueño. Entre las irregularidades más destacadas por la privación de sueño figura en primer lugar el deterioro de la capacidad de atención. Además, la reducción de la atención es mayor cuanto más tiempo dure la vigilia. Se observa que se producen más lapsus de atención, esta se vuelve más errática y menos constante. La ejecución de respuestas se ve también afectada. Una parte de la memoria que reduce su capacidad es la denominada memoria de trabajo, es decir, la forma en la que gestionamos y elaboramos tareas concretas. Estas deficiencias parecen producirse por alteraciones en concreto en el tálamo, en la corteza posterior y en la corteza prefrontal. Otro trastorno observado se encuentra en la reacción amplificada de la amígdala, la zona cerebral que contribuye a la gestión de nuestro estado de ánimo, incluyendo la ira y el enfado. La amígdala parece aumentar su actividad en un 60 por ciento en personas con falta de sueño.

Otro aspecto a destacar por la privación del sueño es la mayor sensibilidad del circuito cerebral de recompensa. Este sistema incluye una serie de circuitos cerebrales en distinta áreas que gestionan conductas de motivación, valoración del riesgo, búsqueda de sensaciones e impulsividad. En consecuencia, se amplifican los estímulos sensoriales, la emoción y el placer frente a imágenes hedónicas y se reduce la discriminación entre lo placentero y lo desagradable. Además, aumenta el riesgo de que se presenten síntomas de ansiedad y se tiene una percepción mermada de la autoestima. También se reducen las habilidades sociales.

En algunas neuropatologías comunes como el alzhéimer, aproximadamente entre un 25 y un 40 por ciento de los pacientes presentan trastornos del sueño. Algunos estudios sugieren incluso que la falta de sueño sería uno de los factores que contribuirían al daño. Entre estos factores estarían las perturbaciones en los ritmos de los ciclos naturales día-noche (lo que se denominan ciclos circadianos), aumento del estrés oxidativo, reducción del oxígeno en el cerebro y alteraciones en la barrera hematoencefálica. Esto último afectaría al transporte de nutrientes y oxígeno al cerebro. Hay incluso estudios científicos que demuestran que dormir ayuda a limpiar las placas seniles que se observan en personas que padecen alzhéimer. Estas placas seniles se producen por acumulaciones tóxicas del péptido amiloide, una molécula que se considera una de las causantes del desarrollo de alzhéimer.

Sin embargo, el cerebro siempre busca mecanismos compensatorios para paliar las posibles deficiencias. Por consiguiente, no todos los cambios de función cerebral que se asocian a la falta de sueño son contraproducentes. En ese sentido, algunos aspectos de los circuitos neuronales durante fases en las que se duerme poco parecen correlacionarse con el mantenimiento de la habilidad de algunas tareas como conversar.

Si tu actividad laboral no te permite dormir muchas horas, la siesta puede contribuir a mejorar la memoria.

En países como España, Argentina y China la siesta ha sido parte de la tradición cultural, aunque esta costumbre se ha ido perdiendo. Sin embargo, una reciente investigación efectuada en varias universidades en Estados Unidos ha demostrado que dormir aproximadamente una hora después del almuerzo mejora el rendimiento cognitivo en las personas mayores. El momento y duración de la siesta son importantes. Los investigadores encontraron que las personas que dormían siesta de menos de media hora o más de dos horas tenían un rendimiento cerebral parecido a los que no dormían siesta. Además, la siesta se debe hacer después de comer (entre las 13 y las 16 h) para no producir desajustes en el sueño nocturno.

Una siesta moderada resulta saludable. Es reparadora para el cuerpo y para la mente.

Tomar las grasas insaturadas adecuadas y pautas nutricionales neurosaludables. En los capítulos 3 y 4 se han comentado ampliamente muchísimos aspectos nutricionales de la importancia de una ingesta adecuada de vitaminas, microminerales, proteínas y carbohidratos. También se ha analizado la importancia de las texturas de los alimentos y cómo algunas dietas selectivas pueden ejercer influencias sobre el cerebro. Son pautas muy útiles y necesarias para mantener el cerebro joven.

Vivir con estilo. Nuestra forma de abordar lo cotidiano, de relacionarnos con los demás, en definitiva, nuestro estilo de vida ejerce una acción determinante sobre la salud cerebral. En la siguiente sección se exponen estos aspectos.

«La vida consiste en la repetición constante del placer.»

Arthur Schopenhauer

Hasta ahora, la información sobre las pautas para un cerebro saludable se ha centrado en aspectos bioquímicos, biológicos y fisiológicos. Estos parámetros pueden ser la clave para reducir el riesgo de degeneración cerebral. Pero eso no es todo. En palabras del neurólogo Gurutz Linazasoro, «Un buen estilo de vida es la receta mágica de un cerebro sano».

La especie humana es eminentemente social, y el cerebro por añadidura. El fomento de la actividad social, el diálogo con los demás, la comunicación oral, visual, escrita, corporal, la creatividad conjunta, el trabajo en grupo, el intercambio de conocimientos y habilidades, incluso simplemente observar el comportamiento y el lenguaje corporal de los que nos rodean son armas imprescindibles para estimular nuestro cerebro. ¡Lo han sido durante toda la historia de nuestra especie! Todas estas actividades fomentan la generación de nuevas conexiones entre neuronas. Entre otras, las neuronas espejo de las que se habló en el apartado sobre «Cerebro masculino y cerebro femenino», son neuronas fascinantes que se encargan de imitar y empatizar con otras personas. De esta manera, se pueden aprender nuevas tareas tan solo por observación e imitación.

Cualquier iniciativa que tomemos en el fomento de las actividades sociales puede ser excelente para la salud del cerebro. Las asociaciones de vecinos, redes sociales, programas de voluntariado, actividades culturales y deportivas contribuyen a fomentar las relaciones interpersonales. El campo de posibles acciones es enorme, desde apuntarse a grupos de baile, senderismo, teatro, música, juegos de mesa, cocina, habilidades manuales, artesanas o artísticas, hasta adoptar una mascota o emprender nuevos estudios.

El aislamiento social afecta al estado anímico. Algunos estudios han señalado que el aislamiento social puede ser un parámetro más de enfermedades mentales. En este sentido, un estudio reciente dirigido en la Universidad de Campus Biomédico en Roma (Italia), efectuado en un modelo de ratón ha demostrado que la depresión podría ser la antesala del alzhéimer. Estos resultados aún no han sido contrastados en humanos, pero podrían representar en el futuro un cambio en el paradigma sobre la importancia del estado anímico en el desarrollo del alzhéimer. Si bien no es tarea fácil iniciar nuevos contactos sociales, existen numerosas iniciativas derivadas de la nueva corriente de economía compartida. Cada vez hay más opciones para efectuar colaboraciones interpersonales y enriquecer el círculo social personal. A modo de ejemplo, merece la pena destacar el *co-housing* o casas colaborativas, un sistema que surgió en Reino Unido en los años noventa del siglo pasado y que se está haciendo popular en España y en otros países. Se trata de comunidades con viviendas individuales pero con servicios comunes compartidos, comedores, actividades sociales y recreativas. Como consecuencia, se puede disfrutar de la compañía de otras personas en situaciones similares. Algo parecido ocurre en actividades que se puedan hacer en armonía con el entorno natural, que también contribuye al equilibrio psíquico y anímico. En este sentido, hay iniciativas interesantes y novedosas que proponen la mejora de personas con enfermedades mentales a través de actividades conjuntas en contacto con la naturaleza. Tal es el caso del proyecto PERMIND (financiado por la Unión Europea), en el que colabora mi amigo Nany, economista y miembro de una de las instituciones asociadas al proyecto, la Asociación para el Desarrollo de la Permacultura. En este proyecto se persigue la mejora de la calidad de vida de personas con malestares psíquicos a través de cursos formativos centrados en la permacultura. La permacultura se basa en un patrón sostenible ecológico en el que se combinan modelos agrícolas, políticos y socioeconómicos en armonía con el ecosistema natural. Yo misma visité la finca El Mato Tinto (ubicada en Tenerife) en la que se desarrolla parte del proyecto. Os aseguro que aporta energía saludable para la mente y la creatividad. El proyecto PERMIND no es más que un ejemplo de la capacidad que tienen las personas para crear sus propias iniciativas de colaboración y trabajo en equipo en armonía con el ecosistema natural. Con creatividad y espíritu emprendedor se originan los propios nichos de interacción social.

Uno de los parámetros de motivación del cerebro es la actividad sexual. Muchas veces se comenta la importancia de mantener una vida sexual activa en las personas mayores para «añadir vida a los años» en lugar de «años de vida». Las estadísticas indican que aproximadamente el 62 por ciento de los hombres y el 37 por ciento de las mujeres mayores de sesenta y cinco años son sexualmente activos. De acuerdo a algunos estudios estadísticos, el 47 por ciento de las parejas de adultos se definen como muy enamorados tras diez años de relación. El cortejo, la seducción, la actividad sexual y los gestos afectivos en general también se coordinan fundamentalmente en el cerebro, gracias a la actividad de neuronas situadas en diferentes áreas cerebrales. Por consiguiente, practicar la seducción, las caricias, los abrazos y la actividad sexual son también sinónimos de salud mental.

No pongamos cortapisas a los nuevos retos cerebrales. ¿Por qué no aprender un idioma nuevo, a tocar un instrumento o a recitar poemas? Cualquier edad es buena. Como el caso de mi tía Carmen, que creció durante la posguerra española sin opciones a estudios superiores. Actualmente, después de haberse jubilado y haber cerrado el negocio que regentaba, ha decidido matricularse en la Universidad de Mayores. Mi tía no es más que un ejemplo de la capacidad para retomar actividades o *hobbies* que se habían abandonado durante tiempo, aquellos que habían quedado olvidados en la caja personal de los sueños. No hay límite de edad para aprender, relacionarse con otras culturas, emprender nuevas actividades, ilusionarse con nuevas ideas y proyectos. Mantener la curiosidad y la actividad intelectual son esenciales para la juventud de nuestro cerebro.

La actitud corporal contribuye al estado anímico. Todos sabemos que cuando nos sentimos satisfechos adoptamos un lenguaje corporal que manifiesta físicamente esa alegría. Y viceversa. Es decir, el lenguaje corporal también influye en la manera en la que el cerebro percibe. En otras palabras, adoptar una forma de caminar decidida, una postura optimista o sonreír cuando hablamos por teléfono influyen en la mayor retención de recuerdos positivos. Fomentar el afecto a uno mismo, arreglarse con la vestimenta que más nos agrada, mirarse al espejo con cariño, son también maneras de que el cerebro mantenga un estado anímico favorable. Promover actividades gratificantes que contribuyan a sonreír más y hacer sonreír a los demás mejora la alegría del cerebro y le hacen sentir más joven. Trátate como el mejor amigo que eres.

Vivir con estrés y ansiedad supone un efecto tóxico en el cerebro. Reduce la regeneración neuronal y aumenta el estrés oxidativo. Altera la calidad del sueño y es en muchos casos la antesala de la depresión. Por consiguiente, es importante para la salud cerebral fomentar un espíritu positivo. «Ocuparse, más que preocuparse». Degustar los sorbos del vaso medio lleno. Bromear con lo que a veces tiene tendencia a desencadenar estrés nervioso. Vivir cada momento como el que es, sin planear continuamente el minuto siguiente que aún no ha llegado. Aceptar los retos con valentía. A veces el desaliento no es más que una etapa necesaria para alcanzar los objetivos.

El estrés crónico puede ser a veces consecuencia de la excesiva autoexigencia. Hay una trampa peligrosa en perseguir mejores y mayores logros, acompañados de un mayor poder adquisitivo. Como comenta el autor israelí Yuval Noah Harari en su libro *Homo deus*, los momentos eufóricos relacionados con un evento que nos produce felicidad vienen inmediatamente contrarrestados por una avidez mayor por nuevas búsquedas de sensaciones de felicidad. Yuval dice que «Los retos de ayer se convierten en el tedio de hoy con demasiada facilidad», lo que supone una cortapisa para una satisfacción duradera. Algunos ejemplos ilustrativos de esta reflexión están en el Índice del planeta feliz. Es un sistema de clasificación de los países de acuerdo a la sensación subjetiva de felicidad, esperanza de vida y huella ecológica. De acuerdo a este índice, entre los países de población más feliz en el mundo figura Costa Rica. Sin embargo, no se trata de un país con alta renta per cápita. Por el contrario, Luxemburgo o Estados Unidos exhiben un producto interior bruto entre cinco y diez veces más alto que Costa Rica y sin embargo se clasifican como países de baja tasa de felicidad. Estos ejemplos parecen indicar que una alta actividad económica, comercial e industrial no siempre se correlaciona con el éxito de una vida feliz. Las denominadas «poblaciones azules», lugares del mundo con una alta longevidad, son el reflejo de una vida larga y saludable. En Okinawa (Japón) o entre las tribus hunza del Tíbet es frecuente encontrar personas con más de cien años. Suelen ser personas delgadas, que siguen una alimentación variada, tienen una gran vitalidad, disfrutan de un estilo de vida sencillo, se ríen mucho y son muy sociables.

Junto con la salud física, mental y emocional, el cuarto elemento necesario para una vida saludable es la salud espiritual. La práctica de cualquier tipo de religión puede ayudarnos a activar nuestros circuitos espirituales. La meditación, la contemplación, o el hecho de dedicar unos minutos al día a concentrarnos en una respiración relajada y profunda pueden contribuir a la salud del cerebro.

Un ejemplo llamativo se ha demostrado en estudios científicos de relevancia asociado a la práctica del *mindfulness*. Esta técnica de meditación se basa en la toma de conciencia del momento presente, sin planificar anticipadamente el futuro o revivir constantemente momentos del pasado. Además de los beneficios en la reducción del estrés, algunas investigaciones científicas han demostrado que beneficia la memoria y el aprendizaje. Las imágenes del cerebro de las personas que practican esta meditación indican que aumenta el volumen cerebral en el hipocampo y la corteza cerebral. El *mindfulness* alivia los síntomas del alzhéimer. En este sentido, un estudio clínico en el que participó mi amiga la psicóloga Mayte Miró Barrachina demostró que pacientes con alzhéimer que practicaban *mindfulness* durante sesiones de noventa minutos tres veces por semana mostraban al cabo de veintitrés meses de práctica un deterioro cognitivo significativamente inferior que otros pacientes que no habían seguido esta práctica.

Otra actividad cerebral muy beneficiosa, es el soñar despierto. Si bien hace unos años se consideraba una pérdida de tiempo, actualmente se afirma que es un estado natural del cerebro. Esta práctica se ha denominado en inglés *open awareness* (o conocimiento abierto) y ya se está aplicando en muchas empresas además de la pausa para el café. Una forma de dejar el cerebro al libre pensamiento abstracto y errático que puede derivar en nuevas ideas originales y creativas. Por consiguiente, no renuncies a divagar con la mente, es parte de lo que el cerebro precisa para desarrollar esas otras facetas de su ferviente actividad.

También se puede mantener la mente joven mediante manifestaciones de generosidad, altruismo, ayuda al prójimo, el disfrute de la vida simple y la valoración del momento presente. Gran parte de lo que construimos en el entorno social depende de la actitud personal. No hay fórmulas mágicas. En palabras del neurocientífico español Francisco Mora, autor del libro *¿Se puede retrasar el envejecimiento del cerebro?*, «Mantener la mente joven no es solo una forma de vivir más y mejor, también es un acto de responsabilidad hacia uno mismo y hacia los demás».

Para el siguiente capítulo, propongo una lista de la compra cerebral con algunas sugerencias culinarias saludables del «chef cerebro».

6

Recetas cerebrales

«De pequeña solía preguntar a mi madre:
"Mamá, ¿qué hay para comer hoy?"
Y mi madre, Pilar, solía contestar:
"Hija, como siempre, nitos fritos y patas de peces."
Nunca supe lo que significaba.
Supongo que ella tampoco.»

La lista de la compra cerebral

*U*n estudio clínico efectuado por investigadores de la Universidad de Burdeos (Francia) analizó biomarcadores nutricionales asociados al envejecimiento cerebral. Se buscaban los nutrientes deficitarios en personas que sufren demencias. Tras haber analizado a 666 participantes, observaron carencias en vitamina D, carotenoides y ácidos grasos poliinsaturados, asociados al riesgo de alzhéimer.

Este estudio científico-universitario no es más que un ejemplo de la capacidad preventiva que tiene el suministro de los nutrientes adecuados.

Considero importante concluir con una guía general de los nutrientes neurosaludables de los que he ido hablando en el libro.

Aquí tenéis una tabla general de alimentos para la lista de la compra cerebral, por orden alfabético y con el valor que indica el «cerebrómetro», siendo el diez la puntuación máxima.

VALORACIÓN DE NUTRIENTES NEUROSALUDABLES	CEREBRÓMETRO
ACEITES	
• Aceites de oliva, colza, sésamo, lino, nuez	1 2 3 4 5 6 7 8 9 **10**
• Aceite de hígado de bacalao	1 2 3 4 5 6 7 8 9 **10**
• Aceites de avellana, cacahuete, palma, girasol, soja, de trufa y de pepitas de uva	1 2 3 4 5 6 7 8 **9** 10
BEBIDAS	
• Agua, agua mineral	1 2 3 4 5 6 7 8 9 **10**
• Té verde, infusiones a base de hierbas, café	1 2 3 4 5 6 7 **8** 9 10
• Zumos de frutas naturales sin azúcar	1 2 3 4 5 6 7 **8** 9 10
• Vino tinto	1 2 3 4 5 6 **7** 8 9 10
• Cerveza a base de lúpulo	1 2 3 4 **5** 6 7 8 9 10
CARNES Y DERIVADOS	
• Avestruz, codorniz, perdiz, pollo, gallina, conejo, capón, faisán, pavo, pato, pichón, oca	1 2 3 4 5 6 7 **8** 9 10
• Ciervo, solomillo de cerdo, jabalí, gamo, ternera, cerdo ibérico	1 2 3 4 5 6 **7** 8 9 10
• Buey, vaca, ternera, cordero, cabrito, cabra, pierna de cerdo	1 2 3 4 5 6 **7** 8 9 10
• Salchichas de 100% carne magra (sin azúcar, ni aditivos)	1 2 3 4 5 **6** 7 8 9 10
• Huevo de gallina, huevo de codorniz, huevo de pato	1 2 3 4 5 6 7 **8** 9 10
• Vísceras (corazón, seso, riñón, hígado, pulmón) de ave, ternera, cordero	1 2 3 4 5 6 7 **8** 9 10
• Jamón y paleta ibérica de bellota	1 2 3 4 5 6 7 **8** 9 10
• Lomo ibérico de bellota	1 2 3 4 5 6 **7** 8 9 10
• Embutidos 100% a base de carne y de grasa animal	1 2 3 4 **5** 6 7 8 9 10
ESPECIAS Y HIERBAS AROMÁTICAS	
• Cúrcuma, canela, tomillo, pimentón, azafrán, albahaca, ajo en polvo, eneldo, orégano, laurel, perejil, menta, jengibre, ajonjolí, mejorana, salvia, cilantro	1 2 3 4 5 6 7 8 9 **10**
• Clavo, comino, cayena, guindilla, hinojo, alcaravea, curry, nuez moscada, granos de mostaza, lavanda, semillas de cilantro, enebrinas, madre clavo, fenugreco, cardamomo	1 2 3 4 5 6 7 8 **9** 10
FRUTAS	
• Arándano, fresa, frambuesa, mora, grosella, uva, cereza, zarzamora, granada, aguacate, pitahaya	1 2 3 4 5 6 7 8 9 **10**
• Papaya, mango, caqui, melocotón, nectarina, níspero, albaricoque, kiwi, piña, guanábana, fruta de la pasión, maracuyá, guayaba, tamarindo	1 2 3 4 5 6 7 8 9 **10**
• Limón, naranja, mandarina, lima, toronja, pomelo, chirimoya, litchi, plátano, ciruela, sandía	1 2 3 4 5 6 7 8 **9** 10
• Higo, dátil, melón, pera, manzana, membrillo	1 2 3 4 5 6 7 **8** 9 10
FRUTOS SECOS	
• Pistacho, anacardo, altramuz, nuez, nuez de cajun	1 2 3 4 5 6 7 8 9 **10**
• Nuez de macadamia, almendra, avellana, cacahuete, piñón, castaña, chufa, bellota	1 2 3 4 5 6 7 8 **9** 10
GRANOS Y SEMILLAS	
• Granos de lino, granos de chía, granos de sésamo	1 2 3 4 5 6 7 8 9 **10**
• Pepitas de calabaza, semillas de girasol, amapola y amaranto	1 2 3 4 5 6 7 8 **9** 10
LÁCTEOS Y DERIVADOS (sin azúcar añadido)	
• Leche de soja, leche de avena, leche de almendra	1 2 3 4 5 6 7 8 **9** 10

VALORACIÓN DE NUTRIENTES NEUROSALUDABLES (Y 2) — CEREBRÓMETRO

- Bebidas fermentadas de bajo contenido en alcohol (kéfir, ayran, suero de leche, kombucha) — 1 2 3 4 5 6 7 8 **9** 10
- Probióticos enriquecidos en *Lactobacillus, Bifidobacterium* — 1 2 3 4 5 6 7 8 9 **10**
- Yogur natural, requesón, queso fresco, queso cottage, mozzarella, queso brie, cuajada, mousse de queso — 1 2 3 4 5 6 **7** 8 9 10
- Queso semicurado o curado (vaca, oveja, cabra), queso azul — 1 2 3 4 5 **6** 7 8 9 10

LEGUMBRES
- Lenteja, garbanzo, guisante, soja verde, alubia roja — 1 2 3 4 5 6 7 8 9 **10**
- Judía blanca, judía pinta, frijol, alubia negra, haba, algarroba, alfalfa, moringa, azuki, guisante — 1 2 3 4 5 6 7 8 **9** 10
- Brotes frescos de legumbres (ver como prepararlos en «Recetas») — 1 2 3 4 5 6 7 8 9 **10**

PAN Y CEREALES
- Panes integrales de harina con grano entero molido, elaborados a partir de masa madre — 1 2 3 4 5 **6** 7 8 9 10
- Quinoa, mijo, maíz, sorgo, arroz integral, espelta, bulgur, trigo sarraceno, centeno, alforfón, tapioca, salvado de trigo, cebada — 1 2 3 4 5 6 7 **8** 9 10
- Harina de soja, sémola de soja, gofio de millo — 1 2 3 4 5 6 7 **8** 9 10
- Arroz blanco natural, arroz basmati, trigo, sémola, muesli sin azúcar, gofio de trigo, pastas a base de grano entero — 1 2 3 4 5 6 **7** 8 9 10

PESCADOS, MOLUSCOS Y MARISCOS
- Atún, atún rojo, salmón, caballa, sardina, sardinilla, chicharro, boquerón, arenque, anchoa, bonito, pez espada, jurel — 1 2 3 4 5 6 7 8 9 **10**
- Algas de mar comestibles (nori, hiziki, wakame, kombu, arame, agar-agar) — 1 2 3 4 5 6 7 8 **9** 10
- Angula, palometa, congrio, cabracho, bacalao, cazón, anguila, salmonete, rodaballo, dorada, lubina, salema, besugo, gallo, mero — 1 2 3 4 5 6 7 8 **9** 10
- Merluza, pescadilla, vieja, sama, carpa, lenguado, gula, trucha — 1 2 3 4 5 6 7 **8** 9 10
- Caviar, ostras, calamar, pulpo, chipirón, sepia, cigala, gamba, langostino, camarón, langosta, bogavante, nécora, cangrejo, centollo, buey de mar, mejillón, chirla, berberecho, almeja, percebe, vieira, zamburiña — 1 2 3 4 5 6 7 **8** 9 10

VERDURAS Y HORTALIZAS
- Cebolla, ajo, ajo negro, puerros, cebollino — 1 2 3 4 5 6 7 8 9 **10**
- Espinacas, berro, coles de Bruselas, coliflor, col, brécol, grelos, lombarda (col roja), rúcula, epazote, judía verde, tomate, calabaza, zanahoria, nabo, chirivía, pimiento rojo, pepino, espárragos, alcachofas, remolacha, berenjena, apio, madre apio, chucrut (col fermentada), boniato, ruibarbo, setas — 1 2 3 4 5 6 7 8 9 **10**
- Lechuga, acelga, maíz fresco, pimiento verde, chayote, hinojo de Florencia, jícama, calabacín, bubango, colinabo, endibia — 1 2 3 4 5 6 7 8 **9** 10
- Patata, batata, yuca, ñame — 1 2 3 4 5 **6** 7 8 9 10

MISCELÁNEA
- Cacao o chocolate con alto porcentaje de cacao sin azúcar — 1 2 3 4 5 6 7 **8** 9 10
- Crema de coco — 1 2 3 4 5 **6** 7 8 9 10
- Crema de sésamo casera (tahini) — 1 2 3 4 5 6 **7** 8 9 10
- Manteca de cacahuete — 1 2 3 **4** 5 6 7 8 9 10
- Miel y jalea real — 1 2 3 4 5 **6** 7 8 9 10
- Salsa de soja (sin azúcar) — 1 2 3 4 **5** 6 7 8 9 10

En este gráfico se indican las proporciones semanales aproximadas para cada uno de los grupos de alimentos en el adulto. Las cantidades deben ser moderadas. ¡No llenes totalmente el plato!

PROPORCIÓN SEMANAL POR GRUPOS DE ALIMENTOS

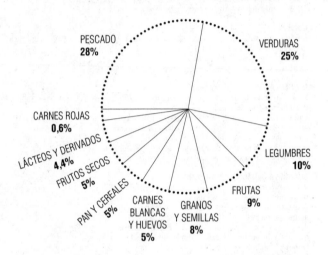

Recetas de cocina buenas para el cerebro

La mayoría de las personas tienen poco tiempo para comprar y cocinar, y presupuestos ajustados. He seleccionado recetas sencillas, atractivas y sabrosas. Como se trata de cocinar para la mente, se proporcionan ingredientes, técnicas, estrategias y sugerencias para que elabores el plato añadiendo tu propia creatividad más que seguir recetas al pie de la letra. Todos los ingredientes son fáciles de obtener y las preparaciones neurosaludables. Algunas de ellas están inspiradas en el restaurante provenzal francés Bistro L'Olivier, que regenté hace unos años junto con el chef Philippe Watel. Otras son recetas de mi madre, como no podía ser menos. Espero que los platos sugeridos sean de tu agrado y conveniencia.

Puedes encontrar otras sugerencias de recetas que he preparado e ilustrado en mi página web www.raquelmarin.net.

Haz de la preparación culinaria un ritual, un momento mágico, un placer para los sentidos. Es «comida para el cerebro», por lo tanto, disfruta del momento. Sírvete algo para beber mientras cocinas y escucha música placentera. Abre tu mente al momento presente, los olores de los productos, su textura y evolución durante la cocción. Mientras preparas tu plato, imagina las caras de satisfacción de los comensales al probarlo. Si cocinas para ti mismo, piensa en el merecido homenaje que te vas a ofrecer. Si elaboras los platos con tu pareja o tus amigos, será aún más agradable. Preparar los alimentos es enormemente gratificante. Poniendo duende y amor el éxito está asegurado.

Respecto al modo de cocción, lo más saludable es evitar frituras, barbacoas, microondas y el exceso de cocción que transforma los nutrientes activos de los alimentos y los descompone, como en el caso de alimentos ricos en fibra. Henri Joyeux, cirujano oncólogo y digestivo, comenta en su libro *Come bien hoy, vive mejor mañana* que la cocción por encima de los 95° puede degradar la fibra, perdiendo así sus propiedades digestivas, por otra parte tan necesarias. Una forma muy saludable de preparar los alimentos es al vapor suave, es decir, sin sobrepasar los 95° C para evitar la degradación de las fibras y otros nutrientes y vitaminas. Se conservan preservados los sabores y los alimentos se cocinan en su propio jugo. En el caso de la olla exprés (o a presión) es importante evitar sobrecalentar la olla. Cuando en la válvula comience a salir el vapor, se debe bajar el fuego para que sea moderado y la temperatura de cocción no supere los cien grados centígrados, de lo contrario, las vitaminas se pueden degradar.

Todas las recetas se han calculado para dos personas.

Ensaladas

Ideas para incorporar a las ensaladas:

- Frutos secos y frutas frescas (granada, manzana, arándanos, piña, mandarina, uva)
- Hierbas frescas (albahaca, eneldo, tomillo, lavanda, estragón, mejorana, cilantro, orégano)

- Especias (cúrcuma, canela, pimentón, pimienta, ajo en polvo, alcaravea, comino)
- Crudités (verduras con poca cocción como coliflor, brécol, setas, zanahoria, pimiento rojo, judía verde)
- Granos o semillas (lino, sésamo, chía, girasol, calabaza). Hay que machacar los granos de lino para que sean digeribles.
- Brotes frescos (soja verde, lenteja, garbanzo, judía, guisante, mostaza, alfalfa).
- En vinagretas, incorporar aceites de frutos secos o semillas (avellana, nuez, sésamo, trufa), zumos de fruta (limón, naranja, mandarina, granada, mora, uva, zanahoria, tomate) o yogur sin azúcar.
- Vinagreta caliente para ablandar las hojas verdes tiernas. Preparar ensaladas de espinacas, acelgas, berros con una vinagreta previamente calentada para que las hojas queden más agradables en su textura. Por ejemplo, esta ensalada de espinacas que sugiero a continuación:

ESPINACAS SALTEADAS CON FRUTOS SECOS Y ARÁNDANOS	CEREBRÓ-METRO
INGREDIENTES: • 300 gramos de espinacas frescas • Dos cucharadas soperas de arándanos rehidratados (dejar ½ hora en agua tibia y después escurrir) • ½ cucharada sopera de semillas de chía • Una cucharada sopera de granos de lino machacados • ½ cucharada sopera de pepitas de calabaza • ½ cucharada sopera de pipas de girasol • Dos cucharadas soperas de cacahuetes o almendras tostadas (sin sal) • Para la vinagreta: dos cucharadas soperas de aceite de oliva, dos cucharadas de cebolla picada, ½ taza de café de salsa de soja, zumo de un limón, una pizca de sal marina y pimienta negra **PREPARACIÓN:** • En ensaladera, mezclar todos los ingredientes, excepto los de la vinagreta. • En una sartén a fuego medio, saltear la cebolla con el aceite de oliva hasta que se dore ligeramente, aproximadamente tres o cuatro minutos. • Incorporar a la sartén los ingredientes de la vinagreta. Dejar al fuego unos segundos. • Añadir la vinagreta caliente a la ensalada. Remover muy bien. La espinaca quedará crujiente.	1 2 3 4 5 6 7 8 9 **10**

Ensaladas de cereales. También puedes preparar ensaladas con sémola de trigo, bulgur, quinoa o arroz con frutas, hierbas frescas y especias. Este tabulé de quinoa es muy sabroso y fresco. ¡Crea tus propias invenciones!

TABULÉ DE QUINOA	CEREBRÓ-METRO
INGREDIENTES: • 100 gramos de quinoa cocida según las instrucciones del fabricante • Un pepino pequeño picado • ½ cebolla picada y macerada en zumo de limón unos minutos • Dos tomates maduros picados en trocitos • Un pimiento rojo horneado y cortado en tiras • Dos cucharadas soperas de fresas • Dos cucharadas soperas de perejil picado • Dos cucharadas soperas de cilantro picado • Una cucharada sopera de hierbabuena (o menta) picada • Para la vinagreta: el zumo de dos limones, dos cucharadas soperas de aceite de oliva de baja acidez, cinco o seis granos de semillas de cilantro machacados, una pizca de sal marina y de pimienta blanca. **PREPARACIÓN:** • Mezclar todos los ingredientes en una ensaladera y añadir la vinagreta. • Remover bien antes de servir.	

Ensaladas de algas. Las algas aportan microminerales, vitaminas y ácidos grasos esenciales para el cerebro. Son hipocalóricas y muy sabrosas. Aquí tienes algunas sugerencias de rápida elaboración.

ENSALADA DE ALGAS HIJIKI	CEREBRÓ-METRO
INGREDIENTES: • Una taza de algas hijiki • ½ taza de pepino en láminas • Una cucharada y media de semillas de sésamo tostado • Para la vinagreta: dos cucharadas soperas de vinagre de arroz, una cucharada sopera de salsa de soja (sin azúcar añadido) **PREPARACIÓN:** • En un bol, colocar las algas y añadir dos tazas de agua tibia. Dejar reposar entre quince y veinte minutos. • Escurrir bien las algas. Colocarlas en el recipiente para servir. • Añadir el resto de ingredientes. Servir. • Sugerencias: se pueden sustituir las algas hijiki por wakame. Añadir bastoncitos de zanahoria, o una punta de jengibre rallado. Sustituir el vinagre de arroz por zumo de limón. Añadir semillas de chía, lino, girasol, calabaza, etcétera.	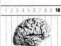

Preparar brotes frescos en casa

Puedes preparar muy fácilmente brotes frescos de legumbres y granos caseros. Para ello:

- Elige un tarro de cristal de medio litro de capacidad con tapa de metal. Hazle unos agujeros a la tapa para que pueda salir el agua.
- Coloca en el tarro un buen puñado del grano que quieras (garbanzo, lenteja, judía blanca, judía roja, soja verde, granos de mostaza, guisante…). Déjalos remojar cubiertos de agua toda la noche.
- Al día siguiente, retira el agua y lávalos. Escúrrelos inclinando el tarro cubierto con un paño para preservar de la luz. Consérvalos a temperatura ambiente.
- Lávalos cada día, escurriendo el agua cada vez.
- A los cinco o siete días obtendrás brotes frescos para sopas, ensaladas o guisos.

Como alternativa a los espaguetis o fideos se pueden elaborar espaguetis de verduras (veguispaguetis) neurosaludables. También gustarán a los niños.

Se necesita un espiralizador, que se puede adquirir a precios muy asequibles en establecimientos de utensilios de cocina. Simplemente girando la verdura que hayas escogido en el espiralizador se obtienen veguispaguetis rápida y fácilmente con los que elaborar tus ensaladas.

Te propongo a continuación algunas sugerencias.

VEGUISPAGUETIS DE REMOLACHA CON QUESO AZUL	CEREBRÓ-METRO
INGREDIENTES: • Dos remolachas naturales cocidas espiralizadas • Cincuenta gramos de nueces crudas en trozos • ½ cucharada de café de tomillo • ½ cucharada de café de romero molido • Unos granos de comino entero • Cincuenta gramos de queso azul en trocitos • Una pizca de sal • Para la vinagreta: dos cucharadas soperas de aceite de avellana, ½ cucharada de vinagre balsámico, ½ cucharadita de mostaza tipo Dijon	1 2 3 4 5 6 7 **8** 9 10

VEGUISPAGUETIS DE ZANAHORIA CON SÉSAMO	CEREBRÓ-METRO
INGREDIENTES: • Dos zanahorias grandes lavadas y espiralizadas • Dos cucharadas de café de ajo negro picado • ½ cucharada de café de jengibre rallado • Una cucharada sopera de semillas variadas en el momento de servir (pipas de girasol, granos de lino machacados, pipas de calabaza, semillas de sésamo) • Para la vinagreta: ½ cucharada sopera de vinagre de arroz, una cucharada sopera de miel, dos cucharadas soperas de aceite de sésamo, una cucharada sopera de manteca de cacahuete, dos cucharadas soperas de salsa de soja, unas gotas de Tabasco (al gusto)	1 2 3 4 5 6 7 **8** 9 10

VEGUISPAGUETIS DE CALABACÍN CON ATÚN Y TOMATE	CEREBRÓ-METRO
INGREDIENTES: • Dos calabacines lavados, pelados someramente y espiralizados • ½ cebolla picada y ½ diente de ajo picado, ambos macerados en zumo de limón durante unos minutos • Un diente de ajo negro picado • Doscientos gramos de setas troceadas y salteadas unos minutos en sartén • Cien gramos de tomatitos cherry • Dos latas de atún sin conservantes en aceite de oliva • Una cucharada sopera de copos de Parmigiano Reggiano • Para la vinagreta: dos cucharadas de aceite de oliva, ½ cucharada de vinagre de Jerez, ½ cucharada de zumo de naranja, una cucharada de café de orégano, ½ cucharada de café de romero, una cucharada sopera de aceite de oliva, una pizca de sal marina y pimienta	1 2 3 4 5 6 7 8 **9** 10

VEGUISPAGUETIS DE CHIRIVÍA CON BROTES DE SOJA	CEREBRÓ-METRO
INGREDIENTES: • Una chirivía grande, lavada y espiralizada • Dos cucharadas soperas de brotes de soja verde (germinados durante unos cinco días como se ha indicado anteriormente) • Una cucharada sopera de cebollino fresco picado • Una punta de jengibre fresco picado finamente • Cien gramos de champiñones laminados finamente • Dos huevos de gallina de corral cocidos • Dos cucharadas soperas de cilantro fresco picado • Para la vinagreta: una cucharada sopera de salsa de soja, una cucharada de café de semillas de sésamo, dos cucharadas de aceite de sésamo	1 2 3 4 5 6 7 8 **9** 10

VEGUISPAGUETIS DE CALABAZA CON SALVIA Y QUESO FRESCO	CEREBRÓ-METRO

INGREDIENTES:
- Un trozo de calabaza de 300 gramos espiralizada
- 250 gramos de queso fresco (cottage, ricotta, mozzarella, requesón, queso de Burgos)
- ½ cebolla salteada ligeramente en sartén con un poco de aceite de oliva
- Unas hojas de salvia fresca picada
- Una cucharada sopera de pistachos y anacardos mezclados, ligeramente troceados
- Una cucharada sopera de semillas de sésamo tostado
- ½ cucharada sopera de semillas de chía
- ¼ cucharada sopera de alcaravea
- Para la vinagreta: dos cucharadas soperas de aceite de linaza, ½ cucharada sopera de zumo de limón, ½ cucharada de yogur natural, ½ cucharada de café de comino molido, ¼ cucharada de café de nuez moscada, una pizca de cayena, una pizca de sal marina

VEGUISPAGUETIS DE PEPINO CON MENTA FRESCA	CEREBRÓ-METRO

INGREDIENTES:
- Dos pepinos pelados someramente y espiralizados
- Dos cucharadas soperas de aceitunas negras tipo Kalamata de preferencia
- 50 gramos de queso de cabra fresco
- Una cucharada sopera de eneldo picado
- Dos cucharadas soperas de menta fresca picada
- Una cucharada sopera de avellanas desmenuzadas
- ½ cucharada sopera de dátiles deshuesados desmenuzados
- Para la vinagreta: dos cucharadas de aceite de avellana, una cucharada de yogur natural tipo griego, ½ cucharada de zumo de limón

VEGUISPAGUETIS DE PAPAYA VERDE CON GAMBAS	CEREBRÓ-METRO
INGREDIENTES: • Dos tazas de papaya verde pelada y espiralizada • Dos tomates rojos para ensalada cortados en rodajas finas • Una taza de camarones hervidos y sin la cáscara • ½ taza de cacahuetes ligeramente troceados • Para la vinagreta: dos cucharadas de zumo de lima verde, dos cucharadas de salsa de pescado tailandesa (o de caldo de pescado), una cucharada de café de cilantro fresco troceado, una cucharada de café de albahaca fresca troceada, una cucharada de café de menta fresca troceada, ½ cucharada de café de miel	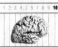

VEGUISPAGUETIS DE COL BLANCA CON MANZANA	CEREBRÓ-METRO
INGREDIENTES: • ½ col blanca cortada en finas láminas • Dos zanahorias ralladas • Una manzana sin piel cortada en trocitos pequeños • Una cucharada sopera de pasas tipo moscatel • ½ cebolla rallada • Una cucharada sopera de nueces desmenuzadas • Para la vinagreta: una cucharada sopera de mahonesa (sin azúcar añadido), una cucharada de café de mostaza tipo Dijon, zumo de un limón, ½ cucharada de café de nuez moscada rallada, una cucharada de café de granos de comino o alcaravea.	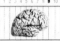

En el caso de la preparación de sabrosas lasañas, se pueden utilizar algunas verduras (chayota, batata, calabacín, calabaza, berenjena) cortadas en rodajas y horneadas previamente para reemplazar la pasta. De esta manera, se reducirá la cantidad excesiva de carbohidratos. Como esta deliciosa receta de lasaña sin pasta.

LASAÑA DE ATÚN Y TOMATE	CEREBRÓ-METRO

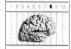

INGREDIENTES:
- Cuatro chayotas medias (o chayotes) peladas y cortadas en rodajas de ½ cm de grosor
- 250 ml de salsa de tomate sin conservantes
- Una cebolla picada
- Un calabacín picado
- Un pimiento rojo cortado en tiras
- Una lata de atún o bonito en aceite de oliva (escurrir el aceite).
- Una taza de café de aceitunas verdes picadas.
- Una cucharada de café de orégano
- Una cucharada de café de tomillo
- ½ cucharada de café de cúrcuma
- ½ cucharada de café de pimentón
- Una mozzarella fresca
- Tres cucharadas soperas de Parmigiano Reggiano para gratinar
- Tres cucharadas soperas de aceite de oliva
- Una pizca de sal marina y de pimienta

PREPARACIÓN:
- Precalentar el horno a 180° C.
- Colocar las rodajas de chayote sobre la bandeja del horno con un poco de sal y unas gotitas de aceite de oliva. Hornear hasta que estén «al dente» (aproximadamente quince minutos).
- Mientras tanto, saltear en una sartén la cebolla, el pimiento rojo y el calabacín durante diez minutos, hasta que estén blandos.
- Añadir las hierbas y especias, la sal, la pimienta.
- Apartar del fuego y homogeneizar con un robot culinario hasta conseguir una salsa integrada.
- Incorporar las aceitunas y el atún escurrido. Mezclar bien con la salsa.
- En una bandeja de horno, colocar una capa de la salsa, a continuación una capa de las chayotas horneadas, una capa de mozzarella cortada en rodajas finas, otra capa de salsa, otra de chayotas y otra de mozzarella.
- Finalizar con una última capa de la salsa.
- Incorporar el queso Parmigiano.
- Hornear en horno precalentado a 150° C durante quince minutos.
- Servir caliente, con trocitos de aceitunas verdes por encima.
- Sugerencias: las chayotas se pueden sustituir por calabacines o por calabaza.

Los aderezos a base de frutos secos, aguacate, crema de sésamo, etcétera se pueden acompañar con verduras crudas ya cortadas (crudités de rábano, apio, zanahoria, coliflor, brécol, pimiento rojo, pimiento verde). También pueden combinar bien con mariscos (gambas, camarones, langostinos), como aperitivo o tentempié. Aquí tienes algunas sugerencias.

ADEREZO DE GUACAMOLE	CEREBRÓ-METRO
INGREDIENTES: • Dos aguacates maduros (pelados y machacados en mortero) • 50 gramos de huevas de lumpo • Una cebolla roja mediana picada y macerada en el zumo de un limón • Zumo de dos limones • Una taza de té de cilantro fresco picado • Una pizca de cayena • Sal y pimienta • Sugerencia: servir con langostinos, o con bastones de zanahoria o calabacín crudos.	1 2 3 4 5 6 7 8 9 **10**

ADEREZO DE CREMA DE SÉSAMO	CEREBRÓ-METRO
INGREDIENTES: • Dos cucharadas soperas de crema de sésamo (tahini) • Dos cucharadas de café de ajo negro picado • Una cucharada de café de cebolla rallada • Dos cucharadas soperas de zumo de limón • Una cucharada sopera de zumo de naranja • ½ cucharada de café de cúrcuma • ½ cucharada de café de comino molido • ½ cucharada de café de pimentón ahumado • Sugerencia: servir con bastones de remolacha, madre apio, apio, chirivía, boniato, ruibarbo.	1 2 3 4 5 6 7 8 9 **10**

ADEREZO DE ANACARDOS	CEREBRÓ-METRO
INGREDIENTES: • Una taza de anacardos tostados sin sal • Un diente de ajo picado y macerado previamente en el zumo de limón • ½ cucharada sopera de concentrado de tomate (sin azúcar) • ½ cucharada de café de nuez moscada • ½ cucharada de café de comino molido • ¼ cucharada de café de canela en polvo • ½ cucharada sopera de aceite de nuez • Una pizca de sal marina y pimienta blanca **PREPARACIÓN:** • Mezclar en batidora (o robot culinario) los anacardos, el ajo, el aceite de nuez y el zumo de tomate. • Añadir el resto de ingredientes. • Sugerencias: servir con brécol, coliflor, rabanitos o bastones de calabaza crudos. • Puedes sustituir los anacardos por avellanas, cacahuetes, almendras, pistachos.	1 2 3 4 5 6 7 8 9 **10**

ADEREZO DE ACEITUNAS	CEREBRÓ-METRO
INGREDIENTES: • 200 g de aceitunas negras deshuesadas • Dos filetes de anchoa en conserva de aceite de oliva • Un diente de ajo picado finamente • Zumo de un limón • ¼ cucharada de café de ralladura de naranja • Una cucharada de aceite de oliva • Tres cucharadas soperas de harina de almendras. **PREPARACIÓN:** • Mezclar los ingredientes en robot culinario. • Sugerencias: servir con bastones crudos de chayote, chirivía, zanahoria, pepino, pimiento rojo.	1 2 3 4 5 6 7 8 9 **10**

ADEREZO DE ALBAHACA Y CILANTRO	CEREBRÓ-METRO

INGREDIENTES:
- Cuatro tazas de café de albahaca fresca finamente picada
- Una taza de café de cilantro fresco finamente picado
- ¼ taza de piñones
- ¼ taza de pistachos
- Un diente de ajo picado finamente y macerado en limón unos minutos
- ½ cucharada de café de cúrcuma
- ¼ cucharada de café de comino
- Una taza de café de aceite de oliva
- Una pizca de sal marina

1 2 3 4 5 6 7 8 9 **10**

PREPARACIÓN:
- En robot culinario, formar una crema homogénea con las hierbas frescas y el aceite de oliva.
- Añadir el ajo, los frutos secos y las especias.
- Sugerencias: servir con bastones de remolacha, zanahoria, judías verdes ligeramente hervidas o trozos de pulpo cocido.
- Puedes sustituir el cilantro por perejil o la albahaca por rúcula, teniendo cuidado de que la rúcula no sea muy amarga.

ADEREZO DE QUESO	CEREBRÓ-METRO

INGREDIENTES:
- 200 gramos de queso de cabra o vaca fresco
- Una taza de pimiento rojo fresco picado finamente
- ¼ taza de pimiento rojo seco (tipo ñora) molido
- ¼ taza de aceitunas verdes picadas finamente
- ¼ taza de pistachos
- Un diente de ajo picado finamente y macerado en limón unos minutos
- ¼ cucharada de café de pimentón ahumado
- Media cucharada de café de orégano
- Una pizca de sal marina y pimienta negra

1 2 3 4 5 6 **7** 8 9 10

PREPARACIÓN:
- En robot culinario, mezclar todos los ingredientes hasta formar una crema homogénea.
- Sugerencias: servir con brécol, coliflor, bastones de remolacha, zanahoria, calabaza, apio.

ADEREZO ORIENTAL DE MISO Y TAHINI	CEREBRÓ-METRO
INGREDIENTES: • Una cucharada sopera de miso (pasta de judía fermentada) • Una cucharada y media de crema tahini de sésamo tostado • ½ cucharada sopera de agua • ¼ cucharada de café de jengibre fresco rallado • ½ diente de ajo machacado • ½ cucharada sopera de cebollino • Unas gotas de zumo de limón **PREPARACIÓN:** • En robot culinario, mezclar todos los ingredientes hasta formar una crema homogénea. • Sugerencias: servir con bastones de remolacha, zanahoria, calabaza, chirivía, chayote.	1 2 3 4 5 6 7 8 9 10

CREMAS Y SOPAS FRÍAS O CALIENTES

Las cremas y sopas son en general rápidas de hacer y ofrecen una amplia gama de posibilidades. Te propongo algunas sugerencias para todas las estaciones.

SOPA FRÍA DE ALMENDRA CORDOBESA (MAZAMORRA)	CEREBRÓ-METRO
INGREDIENTES: • Un diente de ajo picado, eliminando el tallo central • 100 gramos de almendras crudas molidas finamente • 150 ml (un vaso mediano) de aceite de oliva de baja acidez • 100 gramos de miga de pan de pueblo con masa madre natural • Una pizca de sal marina • Una cucharada sopera de vinagre de Jerez al gusto • Un vaso de agua tibia **PREPARACIÓN:** • En un recipiente hondo, mezclar las almendras y el ajo con el aceite de oliva. • Sin dejar de batir, incorporar el pan progresivamente y el agua tibia. Debe quedar una crema suelta y consistente. • Incorporar la sal y el vinagre al gusto. • Sugerencias: puedes adornar con rabanito cortado en rodajas finas, cebollino, aceitunas negras. • También puedes sustituir las almendras por dos tomates rojos maduros sin piel. Así tendrás una crema tipo salmorejo cordobés.	1 2 3 4 5 6 7 8 9 10

SOPA DE LEGUMBRES ESTILO MAGREBÍ	CEREBRÓ-METRO

INGREDIENTES:
- Dos tomates maduros picados
- 250 g de garbanzos cocidos
- Una cebolla picada
- Una rama de apio picado en trocitos
- Dos muslos de pollo de corral
- Dos cucharadas soperas de cilantro fresco picado
- Dos cucharadas soperas de perejil fresco picado
- Una cucharada sopera de cúrcuma
- Una cucharada de café de canela en polvo
- Dos cucharadas de café de jengibre fresco rallado
- Unas hebras de azafrán
- Dos cucharadas soperas de aceite de oliva
- Una pizca de sal marina y de pimienta negra

PREPARACIÓN:
- Adobamos los muslos de pollo con la canela y la cúrcuma.
- En una cazuela honda, salteamos en el aceite de oliva los muslos de pollo, y los doramos durante unos tres o cuatro minutos.
- Incorporamos a continuación la cebolla picada y el jengibre rallado. Removemos bien.
- Añadimos el apio, el perejil y el cilantro. Salteamos el conjunto a fuego medio durante unos pocos minutos.
- A continuación, retiramos los muslos de pollo y los reservamos.
- Añadimos a la cazuela los tomates troceados y una cucharada de aceite de oliva.
- En una taza de agua caliente, remojamos las hebras de azafrán. Añadimos a continuación el azafrán junto con el agua a la cazuela.
- Incorporamos el pollo y tres tazas más de agua caliente.
- Salpimentamos.
- Tapamos la cazuela y dejamos cocer el conjunto durante media hora, removiendo de vez en cuando.
- Retiramos el pollo de la cazuela, quitamos los huesos y añadimos la carne desmenuzada de nuevo a la cazuela.
- Incorporamos por último los garbanzos.
- Sugerencias: servir en caliente con cilantro fresco picado por encima.
- Se pueden sustituir los garbanzos por lentejas, y el pollo por trozos de carne de buey o vaca.

CREMA DE VERDURAS RÁPIDA Y FÁCIL DE HACER	CEREBRÓ-METRO

INGREDIENTES:

- 200 g de la verdura de tu elección (brécol, coliflor, remolacha, calabaza, calabacín, apio, lechuga, col…)
- Un puerro lavado y troceado (o una cebolla)
- Medio litro de caldo de verduras o de carne (natural, sin aditivos como azúcares o grasas vegetales hidrogenadas)
- Una cucharada sopera de queso fresco, crema de queso o yogur tipo griego
- Una cucharada de café de la especia elegida (comino, nuez moscada, cúrcuma, pimentón, ajo en polvo, jengibre, ajonjolí, tomillo, orégano, romero, clavo, hinojo, enebrinas, laurel)
- Una cucharada de café de la hierba de elección para servir (albahaca, eneldo, mejorana, salvia, cilantro)
- Una cucharada sopera de aceite de oliva
- Una pizca de sal marina y pimienta negra

PREPARACIÓN:

- Colocar todos los ingredientes excepto el lácteo y las hierbas frescas en una olla exprés.
- Cerrar la olla. Cocer los ingredientes a fuego medio durante diez o quince minutos.
- Añadir el lácteo. Mezclar todos los ingredientes con batidora.
- En el momento de servir, colocar las hierbas frescas por encima.
- Sugerencias: la coliflor y la col combinan bien con cúrcuma, comino, clavo, nuez moscada, azafrán, pimentón. El brécol, el calabacín y la remolacha combinan bien con orégano, tomillo y romero. ¡Inventa tus combinaciones!

SOPA DE PESCADO SENCILLA	CEREBRÓ-METRO
INGREDIENTES: • 400 g del pescado de tu elección (abadejo, merluza, pescadilla, palometa, jurel, dorada, salema, congrio, bacalao, rodaballo…) • Una cebolla troceada • Dos dientes de ajo troceados • Una cucharada sopera de puré de tomate (sin azúcar añadida) • Una cucharada sopera de aceite de oliva • ¾ litro de caldo de pescado • Una cucharada de café de pimentón dulce • Una cucharada de café de granos de hinojo o ajonjolí machacados • Una pizca de sal marina y de pimienta negra **PREPARACIÓN:** • En un horno precalentado a 180° C asar el pescado envuelto en papel de hornear durante diez minutos. • En una cazuela grande, saltear la cebolla y el ajo durante unos minutos a fuego medio. • Añadir el pimentón, el hinojo y el puré de tomate. • Incorporar el caldo. Mezclar bien. Salpimentar. • En el momento de servir, limpiar el pescado de espinas e incorporarlo al caldo. • Sugerencias: incorporar azafrán, laurel, comino, pimiento rojo, clavo, madre clavo, fenugreco, jengibre en polvo, canela, etc.	1 2 3 4 5 6 7 8 9 **10**

LAS LEGUMBRES

Las legumbres son un alimento considerado de largo tiempo de cocción y de digestión difícil. Sin embargo, tienen propiedades nutricionales excelentes para el cerebro. Puedes utilizar una olla exprés, o comprar las legumbres envasadas en tarros de cristal, siempre y cuando estén cocinadas en agua y sal, sin más aditivos. Por otra parte, si las cocinas a fuego moderado y las dejas «al dente» preservarás mucho mejor la fibra saludable que contienen. También son estupendas preparadas en frío como ensaladas. Aquí tienes algunas sugerencias.

ENSALADA DE JUDÍAS CON NARANJA	CEREBRÓ-METRO

INGREDIENTES:
- 250 g de judías pintas cocidas
- Una naranja pelada y troceada
- Un pimiento rojo troceado
- Una cebolla pequeña morada troceada y macerada en zumo de limón durante unos minutos
- Una cucharada de té de cúrcuma
- Dos cucharadas soperas de aceite de avellana
- Una pizca de sal marina y paprika (al gusto)

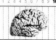

PREPARACIÓN:
- En una ensaladera mezclar todos los ingredientes. Servir.
- Sugerencias: puedes sustituir las judías pintas por guisantes (con trocitos de queso semicurado de vaca u oveja y granos de cilantro machacados), judías rojas (con taquitos de jamón serrano curado, tomate fresco troceado y orégano), garbanzos (con migas de bacalao, espinacas y tomillo), judías blancas (con salvia, alcachofas y salmón ahumado), frijoles negros (con pulpo cocido, cebollino, y perejil y cilantro fresco picado), etcétera.

LENTEJAS CON ESPINACAS Y SIROPE DE GRANADA	CEREBRÓ-METRO

INGREDIENTES:
- 250 gramos de lentejas
- ¾ litro de caldo de pollo natural
- Dos cucharadas soperas de concentrado de tomate
- Un puerro grande troceado
- 300 gramos de espinacas frescas
- Dos cucharadas soperas de aceite de oliva
- Una cucharada de café de comino
- Una cucharada de café de cúrcuma
- Una cucharada de café de canela en polvo
- Una cucharada sopera de sirope de granada (en tiendas libanesas. Si no lo encuentras, puedes usar zumo de arándano sin azúcar)
- Tres cucharadas soperas de cilantro fresco picado (para servir)
- Una pizca de sal marina y pimienta negra

PREPARACIÓN:
- En una olla exprés, saltear el puerro con el aceite de oliva a fuego medio.
- Añadir el puré de tomate y el caldo.
- Incorporar las lentejas. Cerrar la olla. Cocer durante diez minutos.
- Agregar el resto de ingredientes.
- Servir caliente con el cilantro fresco.

GUISO DE ALUBIAS ROJAS CON CERVEZA	CEREBRÓ-METRO

INGREDIENTES:
- 200 gramos de alubias rojas secas
- Dos tallos de apio troceados
- Dos cebollas troceadas
- Dos pimientos verdes troceados
- 400 g de tomates enteros sin piel, cortados en trozos grandes
- Cuatro dientes de ajo troceados
- Cuatro cucharadas de café de pimentón ahumado
- Una cucharada de café de paprika
- Dos cucharadas de café de comino molido
- Tres cucharadas de café de orégano
- Tres cucharadas soperas de perejil fresco
- Una lata de cerveza rubia de malta
- Una taza de anacardos tostados
- Media taza de pasas sin pepitas
- Una pizca de sal marina y pimienta negra
- Queso parmesano rallado para servir

PREPARACIÓN:
- En una olla exprés, saltear la cebolla, el pimiento verde y el ajo con el aceite de oliva a fuego medio para que se ablanden.
- Incorporar los tomates y las alubias a fuego lento, removiendo de vez en cuando hasta que se consuma el jugo de tomate.
- Añadir el resto de ingredientes, excepto el queso. Cocer a fuego medio durante cinco minutos.
- Servir en caliente con el queso parmesano por encima.

FABADA NEUROSALUDABLE	CEREBRÓ-METRO

INGREDIENTES:
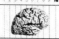
- 300 gramos de judiones de La Granja
- Una taza de caldo de carne natural
- Dos cucharadas de aceite de oliva virgen
- Cuatro dientes de ajo troceados
- Dos cebollas troceadas
- Una cucharada de café de pimentón dulce
- Una cucharada de café de pimentón ahumado
- Una cucharada de café de cúrcuma
- Dos hojas de laurel
- Dos huesos de caña de jamón serrano
- Una pizca de sal marina y pimienta negra

PREPARACIÓN:
- En una olla exprés, saltear las cebollas y el ajo con el aceite de oliva a fuego medio, durante tres o cuatro minutos.
- Incorporar los judiones y remover.
- Añadir el resto de ingredientes. Cocer a fuego medio durante quince minutos.
- Servir caliente.

LENTEJAS CON CODORNICES (LA COMIDA DE AÑO NUEVO QUE PREPARA MI MADRE)	CEREBRÓ-METRO

INGREDIENTES:
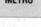
- 300 gramos de lentejas francesas
- Cuatro codornices
- Cuatro puerros troceados finamente
- Dos dientes de ajo troceados finamente
- Dos hojas de laurel
- Dos cucharadas soperas de aceite de oliva
- Una pizca de sal marina

PREPARACIÓN:
- Lavar las lentejas. Colocarlas en la olla exprés.
- Incorporar los puerros, el ajo y el laurel.
- Atar las patas de las codornices enteras con cuerda de cocina. Incorporar a la olla.
- Cubrir las codornices con agua fría.
- Añadir el aceite de oliva y la sal.
- Cocer a fuego medio durante diez o quince minutos.
- Sacar las codornices. Desligar. Partir en dos mitades iguales.
- Servir en caliente, colocando un lecho de lentejas y la codorniz abierta por encima.

Verduras rellenas de legumbres y otros granos. Muchas verduras (tomate, calabacín, bubango, berenjena, mini calabaza, pimiento rojo o verde, cebolla grande, chayote, patata, batata, nabo, zanahoria grande) se hornean rellenas de granos o legumbres. Aquí se incluye una receta genérica.

VERDURAS RELLENAS DE LEGUMBRES O GRANOS	CEREBRÓ-METRO
INGREDIENTES: • Dos piezas de la verdura de elección • 50 gramos del grano elegido, cocinado al dente: lentejas, soja verde, habas verdes, azuki, frijoles negros, quinoa, bulgur, sémola, arroz entero, integral o basmati • Dos tomates maduros sin piel troceados • Dos dientes de ajo troceados finamente • Un diente de ajo negro troceado finamente • Una taza de hierbas frescas al gusto: menta, cilantro, perejil, eneldo, estragón, mejorana, salvia, etcétera • Una cucharada de café de la especia al gusto: orégano, tomillo, romero, cúrcuma, azafrán, pimentón, comino, canela, etcétera • Una taza de frutos secos desmenuzados al gusto: pistacho, almendra, nuez, nuez de cajun, nuez de macadamia, avellana, piñón, altramuz, anacardo, semillas de girasol, pepitas de calabaza, semillas de sésamo, etcétera • Media taza de pasas o arándanos secos • Una pizca de sal marina	1 2 3 4 5 6 7 8 9 **10**
PREPARACIÓN: • Precalentar el horno a 160° C. • Lavar las verduras, abrir en dos mitades iguales. Vaciar con cuidado la carne del interior. • Colocar en una bandeja de horno las carcasas de las verduras. Engrasarlas ligeramente con aceite de oliva con ayuda de un pincel de cocina. • Hornear durante diez minutos. Reservar. • En una sartén, saltear los ajos con una cucharada de aceite de oliva a fuego moderado hasta que estén dorados. • Añadir la pulpa de la verdura troceada. Saltear hasta que se ablande. • Incorporar el grano o legumbre. Añadir la otra cucharada de aceite de oliva. Incorporar las especias, los frutos secos y las pasas. Remover bien. • Fuera del fuego, añadir el resto de ingredientes. • Rellenar las carcasas de verdura con esta preparación. • Hornear durante diez minutos. • Servir caliente.	

Son los alimentos que más le gustan al cerebro, por su mayor contenido en ácidos grasos esenciales.

La preparación más neurosaludable es al horno, cazuela, vapor o al vacío en baño maría. No olvides congelar el pescado al menos durante treinta minutos a -20° C para evitar reacciones inmunológicas en personas con alergia a la ciguatera (parásito de muchos productos del mar). Aquí te propongo algunas sugerencias de estrategias de preparación.

Platos fríos de pescado

CEBICHE (O CEVICHE) DE PESCADO	CEREBRÓ-METRO
INGREDIENTES: • 400 g de pescado blanco (al gusto) • Un diente de ajo finamente picado • Medio pimiento amarillo finamente picado • Medio pimiento rojo finamente picado • Pimienta fresca picante (picona) al gusto finamente picado • Zumo de cinco limones • 70 g de cebolla roja finamente laminada • Una pizca de sal marina y pimienta negra al gusto • Para servir: lechuga picada, maíz cocido y perejil fresco picado **PREPARACIÓN:** • Limpiar bien el pescado retirando la piel y las espinas. Cortarlo en trozos pequeños. • En una ensaladera, colocar los trozos de pescado junto con los pimientos, el ajo, la cebolla, la sal y la pimienta. • Verter el zumo de los limones por encima. Dejar macerar durante al menos una hora en nevera. • Escurrir el exceso de zumo de limón. Colocar en un plato junto con la lechuga, el maíz y el perejil. • Sugerencias: utilizar atún, salmón, langostinos, camarones, pez espada, cazón, rape. Añadir trocitos de frutas como papaya, mango, piña, fresa, melón, sandía.	1 2 3 4 5 6 7 8 9 **10**

TARTAR DE PESCADO	CEREBRÓMETRO

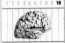

Lleva una preparación similar al cebiche. El pescado fresco (atún, rape, bacalao, gambas, langostinos) se macera en un ácido como limón, naranja, vinagre (de arroz, manzana, Jerez, balsámico, vino). Se puede combinar con capas de fruta o verdura (papaya, mango, melón, sandía, manzana, cereza, aguacate, tomate, apio, ruibarbo, granada, rúcula, berro, lechuga), frutos secos y semillas (sésamo, calabaza, girasol, nueces, avellanas, pistachos). La receta descrita a continuación se hace en un santiamén. Es deliciosa.

INGREDIENTES:
- 400 g de salmón (o atún) fresco, limpio cortado en taquitos
- Un aguacate maduro cortado en taquitos
- Una cucharada sopera de huevas de pescado (lumpo o salmón)
- Dos cucharadas soperas de aceite de sésamo tostado
- Una cucharada sopera de salsa de soja
- Dos cucharadas soperas de vinagre de arroz
- Dos cucharadas de café de cebollino finamente picado
- Zumo de una lima verde
- Media cucharada de café de jengibre fresco rallado
- Una cucharada sopera de semillas de sésamo tostado

PREPARACIÓN:
- Colocar el pescado en una ensaladera, junto con el vinagre de arroz y el jengibre. Macerar durante una hora en la nevera.
- En otro recipiente, colocar el aguacate junto con una cucharada de cebollino, la lima verde y media cucharada de las semillas de sésamo.
- Transcurrido el tiempo de maceración, escurrir el vinagre del salmón. Añadir el resto de ingredientes (resto de cebollino, salsa de soja, aceite de sésamo tostado, huevas, media cucharada de semillas de sésamo).
- Para servir, colocar una capa de aguacate, otra de salmón por encima. Repetir la operación.

Si vas a contrarreloj, sin tiempo para macerar pescado, te sugiero otros entrantes de pescado rápidos de preparar.

ENTRANTE DE ATÚN CON NARANJAS	CEREBRÓ-METRO
INGREDIENTES: • 300 gramos de atún en conserva (escurrir el jugo de conservación) • Dos naranjas peladas • Dos huevos cocidos • Una cucharada sopera de cebollino • Dos cucharadas soperas de aceitunas verdes • Una cucharada de café de orégano • Una cucharada sopera de nueces • Una cucharada sopera de aceite de oliva • 1/3 de cucharada sopera de vinagre de Jerez o de vino **PREPARACIÓN:** • En un bol colocar los ingredientes troceados. • Aderezar con el aceite y el vinagre. • Remover bien. • Sugerencias: servir en barquetas sobre hojas de endivia, de cogollo de Tudela o de lechuga.	1 2 3 4 5 6 7 8 9 10

ENTRANTE DE SARDINAS CON TOMATE Y COMINO	CEREBRÓ-METRO
INGREDIENTES: • 300 g de sardinas en conserva (escurrir el jugo de conservación) • Dos tomates rojos cortados en trocitos • Media cebolla troceada y macerada en zumo de limón durante unos minutos • Una cucharada sopera de pistachos • Una cucharada sopera de cilantro fresco picado • Una cucharada de café de comino molido • Una cucharada de café de pimentón • Media cucharada de café de granos de hinojo • 1/3 cucharada sopera de vinagre de Jerez o de vino **PREPARACIÓN:** • En un bol colocar los ingredientes troceados. • Aderezar con el vinagre. • Remover. • Servir.	1 2 3 4 5 6 7 8 9 10

APERITIVO DE QUESO Y TRUCHA AHUMADA CON MARACUYÁ	CEREBRÓ-METRO
INGREDIENTES: • 100 g de trucha ahumada • Cuatro hojas de espinacas grandes • 50 g de queso fresco • Dos cucharadas soperas de nueces desmenuzadas • Una cucharada sopera de arándanos secos • Una remolacha cocida y troceada • Para la salsa: dos cucharadas soperas de mahonesa, pulpa de medio maracuyá, unas gotas de vino blanco seco **PREPARACIÓN:** • Cocer las hojas de espinaca treinta segundos en agua hirviendo. • Sacar con cuidado y colocar sobre un paño seco. • Repartir sobre cada hoja ¼ de los ingredientes. Enrollarlas. • Colocar los rollitos de espinaca sobre una bandeja. • Mezclar los ingredientes de la salsa. Verter por encima.	1 2 3 4 5 6 7 **8** 9 10

Moluscos

Los de concha necesitan muy poco tiempo de cocción. Esta receta base puede utilizarse para almejas, berberechos y mejillones.

ALMEJAS A LA MARINERA DE MI MADRE	CEREBRÓ-METRO
INGREDIENTES: • Medio kilo de almejas lavadas • Medio vaso de vino blanco • Una hoja de laurel • Un diente de ajo • Una cucharada sopera de perejil picado • Zumo de medio limón • Una cebolla • Cuatro granos de pimienta machacados • Cinco hebras de azafrán ligeramente tostado • Dos cucharadas soperas de aceite de oliva • Una cucharada de almendras molidas muy finamente • Una pizca de sal	1 2 3 4 5 6 7 8 9 **10**

PREPARACIÓN:
- En una sartén, cocer las almejas con medio vaso de agua fría.
- Pasar a una cazuela de barro cuando abran.
- Colar con tamiz el agua de cocerlas. Reservarla.
- En una sartén, dorar a fuego medio la cebolla y el ajo picado con el aceite.
- Añadir las almendras molidas. Mezclar bien.
- Incorporar a la cazuela el agua de cocer las almejas y el resto de ingredientes.
- Cocinar tres o cuatro minutos.
- Añadir las almejas. Cocer a fuego leve cinco minutos.
- Sazonar con la sal. Agregar el perejil picado. Servir caliente.

De manera similar se puede elaborar sepia, pulpo, chipirones, calamar. Se prepara la salsa de base y se cuece el pescado hasta que esté tierno. A modo de ejemplo, incluyo esta receta clásica. La tinta de calamar contiene minerales, aminoácidos y neurotransmisores como la dopamina.

CALAMARES EN SU TINTA DE MI MADRE	CEREBRÓ-METRO
INGREDIENTES: - Medio kilo de calamares limpios y cortados en aros - Una cebolla troceada - Un tomate - Una cucharada sopera de harina de garbanzos o de harina de almendras - Un sobre de tinta de calamar - Una cucharada sopera de aceite de oliva - Una pizca de sal marina **PREPARACIÓN:** - En una sartén, saltear el calamar con el aceite a fuego moderado tres minutos. Sacar. Colocar en cazuela de barro. - En el mismo aceite, dorar la cebolla. Añadir el tomate y la harina. - Incorporar un vaso de agua tibia. Dejar cocer durante dos minutos. - Esta salsa se coloca sobre los calamares. - Cocinar en la cazuela hasta que el calamar esté tierno. - En una taza se deslía la tinta en un poco de agua. Añadir a la salsa. Mezclar bien. - Servir caliente.	 1 2 3 4 5 6 7 8 9 10

Pescados al horno

Los pescados al horno son sencillos. Se hornean en unos 15-25 minutos, dependiendo del tamaño del pescado. Os describo 3 recetas variadas de Francia, Irán y México como inspiración.

ATÚN A LA PROVENZAL	CEREBRÓ-METRO
INGREDIENTES: • Dos rodajas de atún fresco • Dos anchoas • Dos dientes de ajo troceado • Una cucharada sopera de aceite de oliva • Una cebolla pequeña troceada en rodajas • Una cucharada sopera de aceitunas negras cortadas en pedazos • Tres cucharadas soperas de concentrado de tomate • Una cucharada sopera de hierbas de Provenza (tomillo, romero, orégano) • Una cucharada sopera de perejil fresco picado • Dos hojas de laurel • Dos cucharadas soperas de vino blanco seco • Zumo de medio limón • Una pizca de sal marina y pimienta negra **PREPARACIÓN:** • Precalentar el horno a 170° C. • Salpimentar el atún. Colocarlo en una fuente de horno. • En un mortero machacar las anchoas, el ajo y el tomate. • Incorporar el vino blanco, las hierbas, el perejil y el zumo de limón. • Rebozar el atún con esta mezcla. • Colocar las aceitunas, la cebolla, media cucharada de aceite de oliva y una hoja de laurel por encima de cada rodaja. • Hornear durante quince minutos. Servir caliente.	1 2 3 4 5 6 7 8 9 **10**

PESCADO ESTILO PERSA	CEREBRÓ-METRO
INGREDIENTES: • Dos lomos de filete de pescado (rape, rodaballo, merluza, pescadilla) • Dos cucharadas soperas de aceite de oliva • Dos dientes de ajo troceado • Dos cucharadas soperas de perejil troceado • Dos cucharadas de café de estragón troceado • Un puerro troceado finamente • Una cucharada de café de cilantro fresco troceado • Dos cucharadas soperas de hierbabuena o menta seca	1 2 3 4 5 6 7 8 **9** 10

- Una taza de nueces picadas
- ¼ taza de orejones (albaricoques deshidratados)
- ¼ taza de pasas previamente hidratadas diez minutos en agua tibia
- ¼ taza de zumo de lima
- Seis hebras de azafrán hidratadas en dos cucharadas soperas de agua tibia

PREPARACIÓN:
- Precalentar el horno a 170° C.
- Colocar los filetes de pescado sobre una bandeja de horno.
- En una sartén, saltear en el aceite de oliva el ajo durante un minuto.
- Fuera del fuego, incorporar el resto de los ingredientes. Mezclar bien.
- Colocar la mezcla sobre el pescado.
- Hornear durante diez o quince minutos. Servir caliente.

PESCADO A LA VERACRUZANA	CEREBRÓMETRO

INGREDIENTES:
- Dos lomos de filete de pescado carnoso sin espinas (pargo, fletán, pez espada, rodaballo)
- Dos cucharadas soperas de aceite de girasol o de pipas de calabaza
- Media cebolla en rodajas finas
- Dos tomates maduros pelados, despepitados y troceados
- Un diente de ajo troceado
- Una cucharada sopera de aceitunas verdes sin hueso troceadas
- Una cucharada de café de alcaparras
- Medio chile jalapeño despepitado y troceado
- Una cucharada de café de una mezcla de tomillo, mejorana y orégano
- Una cucharada sopera de perejil fresco picado
- Dos hojas de laurel
- Un bastón de canela
- Dos clavos machacados
- Una taza de caldo de pescado
- Zumo de una lima
- Una pizca de sal

PREPARACIÓN:
- Precalentar el horno a 170° C.
- Colocar los filetes sobre una bandeja de horno. Rociar con el zumo de lima.
- En una sartén, dorar la cebolla y el ajo a fuego medio con el aceite.
- Incorporar el tomate y el jalapeño. Remover bien durante unos minutos. Apagar el fuego.
- Incorporar el resto de ingredientes (menos el perejil). Mezclar bien.
- Colocar esta mezcla sobre los filetes de pescado.
- Hornear durante diez minutos.
- Servir con el perejil fresco por encima.

Pescados en papillote

Una forma neurosaludable y sencilla de hornear el pescado envuelto en papel de horno sobre lecho de verduras. Quedan muy jugosos y sin manchar el horno. Se incluyen dos sabrosas sugerencias.

SALMÓN EN PAPILLOTE SOBRE LECHO DE ESPINACAS	CEREBRÓ-METRO
INGREDIENTES: • Dos lomos de salmón fresco • 250 g de espinacas frescas • Dos dientes de ajo negro troceado • Una cucharada sopera de pasas rehidratadas en agua tibia unos minutos • Una cucharada sopera de piñones • Dos cucharadas soperas de vino blanco seco • 50 gramos de queso fresco • Una pizca de sal marina y pimienta negra • Una cucharada sopera de aceite de nuez • Papel para hornear (no usar papel de aluminio) **PREPARACIÓN:** • Precalentar el horno a 180° C. • En una sartén a fuego medio, saltear en el aceite el ajo, las pasas y las espinacas durante tres minutos. • Añadir el queso fresco. Mezclar bien. • Preparar dos rectángulos de papel de horno. • Repartir las espinacas sobre los papeles. • Colocar un lomo de salmón encima de cada uno. • Salpimentar. Rociar con una cucharada de vino blanco seco. • Cerrar los papillotes como sobres (doblándolos en cuatro para que el jugo no se salga). • Hornear durante quince minutos a 180° C. • Servir el salmón sobre las espinacas. • Sugerencias: sustituir el salmón y las espinacas por congrio con setas, zanahorias y comino; rape con gambas y nuez moscada; o rodaballo con trocitos de mandarina e hinojo.	 1 2 3 4 5 6 7 8 9 10

BACALAO EN PAPILLOTE SOBRE SALSA DE ALMENDRAS	CEREBRÓ-METRO

INGREDIENTES:

- Dos lomos de bacalao desalado, macerado en leche durante un hora
- 100 g de almendras muy troceadas (moler en molinillo de café).
- Tres dientes de ajo troceado
- Una cebolla mediana troceada
- Dos cucharadas soperas de vino blanco seco
- Cuatro cucharadas soperas de caldo de pescado
- Una cucharada de café de pimentón
- Una cucharada de café de cúrcuma
- Una rebanada de pan entero de masa madre
- Sal marina
- Dos cucharadas soperas de aceite de oliva virgen extra
- Una ramita de romero para servir
- Papel para hornear

PREPARACIÓN:

- Precalentar el horno a 180° C.
- En una sartén, saltear en el aceite de oliva el ajo y la cebolla hasta que estén ligeramente dorados.
- Añadir las almendras y remover para que no se quemen.
- Incorporar el vino blanco y el caldo de pescado. Remover bien.
- Añadir la sal, el pimentón y la cúrcuma.
- Calentar durante cinco minutos a fuego medio, removiendo hasta que el caldo se reduzca.
- Incorporar la rebanada de pan. Mezclar bien el conjunto, manteniendo a fuego suave tres minutos.
- Si quedan grumos, se puede batir en robot culinario.
- Preparar dos rectángulos de papel de horno. Colocar un lomo de bacalao en cada uno de ellos. Envolver los lomos con el papel, procurando que el jugo no se derrame.
- Hornear durante diez minutos a 180° C.
- Para servir, colocar dos cucharadas soperas de la salsa sobre cada plato y el lomo de bacalao. Decorar con una ramita de romero.

Las carnes, en particular las magras, aportan nutrientes importantes para el cerebro. Como ya se ha comentado, se deben consumir en proporciones moderadas. Su cocción más neurosaludable es al horno, al vapor o en guisos. Las menos saludables son en fritura o a la barbacoa. La barbacoa genera sustancias prooxidantes nocivas para el cerebro.

A continuación encontrarás algunas sugerencias de recetas fáciles de hacer, originales y sabrosas.

Un truco para ablandar las carnes que son muy fibrosas (osobuco, carne de ragú de buey o vaca), es macerarlas previamente con trocitos de papaya machacados.

Para evitar que las carnes blancas queden secas, se puede macerar la carne magra en yogur durante una hora o en salmuera de leche. Para la salmuera, se añaden dos cucharadas de café de sal a un litro de leche caliente. Se deja enfriar la salmuera, se incorpora a la carne y se deja una noche en nevera.

Las hierbas aromáticas en general acompañan muy bien a las carnes y aportan propiedades nutricionales para el cerebro.

- Para el cordero: lavanda, romero, tomillo, orégano.
- Para la ternera: cúrcuma, albahaca, mejorana, comino, nuez moscada.
- Para el buey y la vaca: alcaravea, laurel, guindilla, comino, cilantro, cayena, curry, canela.
- Para las aves (pollo, codorniz, capón, pavo, pularda, faisán): clavo, jengibre, eneldo, pimentón, azafrán, laurel, curry, cardamomo, fenogreco, mostaza, nuez moscada, madre clavo, canela.
- Para el cerdo: eneldo, salvia, menta, mejorana, cilantro, pimentón.
- Para el pato: enebrina, jengibre, estrella de anís, hinojo, semillas de cilantro.

POLLITO TOMATERO CON BULGUR Y JENGIBRE

CEREBRÓ-METRO

INGREDIENTES:
- Dos pollitos tomateros
- Una taza y media de bulgur
- Una cebolla grande troceada
- Una cucharada y media de café de jengibre fresco rallado
- Una cucharada sopera de aceite vegetal
- Una cucharada sopera de mantequilla clarificada (ghee)
- Una taza de arándanos secos o de orejones (albaricoques deshidratados)
- Tres tazas y cuarto de caldo de pollo natural sin conservantes
- Una taza de piñones tostados
- Unas hebras de azafrán ligeramente tostado para realzar el sabor
- Sal marina y pimienta blanca al gusto

PREPARACIÓN:
- Saltear los pollitos en una sartén a fuego medio con el ghee hasta que la piel esté crujiente. Retirar la grasa de la sartén.
- En una olla exprés, saltear la cebolla y el jengibre.
  Añadir el caldo, el bulgur, el azafrán y los arándanos.
- Remover bien durante dos o tres minutos.
- Incorporar los piñones y los pollitos. Salpimentar.
- Cocinar a fuego moderado de quince a dieciocho minutos.
- Servir caliente.
- Sugerencias: sustituir el jengibre por ralladura de piel de media naranja con el zumo de una naranja y tres tazas de caldo de pollo.
  O bien por una cucharada de sirope de granada, tres tazas de caldo de pollo, media cucharada de café de canela, cúrcuma y cardamomo.

ESTOFADO DE TERNERA CON MEMBRILLO

CEREBRÓ-METRO

INGREDIENTES:
- 600 gramos de carne de ternera para estofado en tacos
- Dos membrillos pelados y cortados en rodajas
- Dos cebollas medianas picadas
- Una cucharada sopera de papaya desmenuzada
- Una cucharada sopera de pasas hidratadas en agua tibia
- Media taza de vino tinto
- Media taza de caldo de carne sin aditivos
- Media taza de puré de tomate natural
- Una cucharada de café de pimentón dulce
- Una cucharada sopera de zumo de limón
- Un bastón de canela
- Dos cucharadas soperas de aceite vegetal
- Una cucharada sopera de mantequilla
- Una cucharada sopera de harina de garbanzos o de almendras
- Una cucharada sopera de perejil fresco troceado para servir

- Sal marina y pimienta blanca al gusto

PREPARACIÓN:
- En una sartén honda, saltear a fuego medio con dos cucharadas de aceite vegetal la carne, previamente rebozada en la harina, hasta que esté dorada. Reservar.
- En esa misma sartén, saltear la cebolla hasta que esté dorada. Incorporar el puré de tomate, el perejil, las especias, sal y pimienta.
- Añadir el caldo, el vino y la carne, y cocer a fuego moderado con la cacerola tapada durante una hora, o hasta que la carne esté tierna.
- En una sartén aparte, dorar a fuego medio el membrillo con la mantequilla, removiendo de vez en cuando. Salpimentar y mantener en el fuego durante unos quince minutos.
- Cuando el membrillo esté dorado, incorporar las pasas.
- Una vez hecha la carne, unir a la mezcla de membrillo y pasas, y remover la preparación a fuego suave durante unos minutos más.
- Incorporar por último el zumo de limón y remover. Servir caliente.

PASSANDA HINDÚ DE POLLO CON YOGUR

CEREBRÓ-METRO

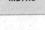
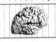

INGREDIENTES:
- Dos pechugas de pollo de corral
- Una cucharada sopera de aceite de girasol
- Dos bastones de canela
- Tres cardamomos ligeramente aplastados
- 20 gramos de ajo troceado
- Una cebolla picada
- 20 gramos de jengibre fresco picado
- Una cucharada de café de cilantro molido
- Media cucharada de café de cúrcuma
- Media cucharada de café de pimentón ahumado
- 200 gramos de yogur griego
- Dos cucharadas soperas de almendra molida
- Media cucharada de café de sal marina
- Un puñado de almendras en láminas
- Cilantro fresco picado para servir

PREPARACIÓN:
- En una sartén, saltear en el aceite durante treinta segundos los cardamomos con el bastón de canela.
- Añadir la cebolla, saltear durante cinco minutos hasta que esté dorada.
- Incorporar el jengibre y el ajo, y saltear durante tres minutos adicionales.
- Añadir el cilantro molido, la cúrcuma y el pimentón. Mezclar unos treinta segundos con el resto de ingredientes.
- Incorporar el pollo troceado, el yogur, las almendras molidas y la sal.
- Cocinar a fuego moderado durante quince o veinte minutos hasta que la salsa espese y cubra los trozos de pollo.
- En una sartén aparte, dorar las almendras.
- Servir el pollo en un bol, colocando las almendras por encima junto con el cilantro.

RECETA RÁPIDA DE MI MADRE DE POLLO CON PIÑONES Y NARANJAS

CEREBRÓ-METRO

1 2 3 4 5 6 7 8 **9** 10

INGREDIENTES:
- Medio pollo troceado
- Zumo de dos naranjas
- Tres dientes de ajo picados
- Media taza de piñones tostados
- Una cucharada sopera de perejil troceado
- Una cucharada de harina de almendras
- Una cucharada sopera de aceite de oliva
- Sal marina y pimienta blanca al gusto

PREPARACIÓN:
- Salpimentar el pollo y enharinar ligeramente.
- En la olla exprés, rehogar el pollo a fuego moderado con el aceite.
- Aparte, en un recipiente de batidora, colocar los piñones, los dientes de ajo, el perejil y el zumo de naranja.
- Batir bien, evitando que se formen grumos.
- Incorporar la mezcla al pollo. Cocer a fuego medio en olla exprés durante quince minutos.

SOLOMILLO DE CERDO CON MOJO CUBANO

CEREBRÓ-METRO

1 2 3 4 5 6 7 **8** 9 10

INGREDIENTES:
- Un solomillo de cerdo fresco
- Medio litro de leche, una cucharada de café de salvia y una cucharada de café de sal para la salmuera
- Para el mojo cubano: ¼ de taza de zumo de naranja, una cucharada sopera de zumo de limón, un diente de ajo picado, media taza de aceite de oliva, una cucharada de café de comino molido, una pizca de sal marina y pimienta blanca, media cucharada sopera de vinagre de jerez

PREPARACIÓN:
- El día antes, colocar el solomillo en la salmuera de leche. Dejar en la nevera toda la noche.
- Secar el solomillo con papel de cocina.
- Precalentar el horno a 180° C.
- En una sartén a fuego medio-alto, marcar el solomillo por todos los lados con una cucharada de aceite de oliva.
- En un cazo, colocar el aceite de oliva con el ajo. Dorar ligeramente. Añadir el resto de ingredientes del mojo.
- Colocar el solomillo en una bandeja de horno. Cubrir con la mitad del mojo.
- Hornear durante veinticinco minutos, dándole la vuelta a los quince minutos.

- Servir tibio en rodajas gruesas con el resto del mojo cubano por encima.
- Sugerencias: Este mojo también se puede usar para lomo de cerdo.
- Alternativamente, el solomillo se puede servir con salsa de mango: zumo de una naranja, jengibre fresco rallado, pulpa de medio mango, una cucharada de café de lima verde, media cucharada de café de comino y una cucharada sopera de caldo de carne natural.

TIRAS DE SOLOMILLO DE BUEY A LA COREANA	CEREBRÓ-METRO
INGREDIENTES: • Un solomillo de buey fresco, cortado en tiras • Media cebolla blanca troceada • Un diente de ajo troceado • Media taza de salsa de soja • Media taza de sake (aguardiente de arroz) • Dos cucharadas soperas de miel • Una cucharada sopera de cebollino fresco picado • Dos cucharadas soperas de semillas de sésamo tostado • Una cucharada de café de jengibre rallado • Dos cucharadas soperas de aceite de sésamo • Media cucharada de café de pimienta negra • Una lechuga tipo romana de hojas grandes **PREPARACIÓN:** • El día antes, preparar la salsa mezclando todos los ingredientes menos la lechuga. • Colocar las tiras de solomillo en la salsa. Conservar en la nevera. • Media hora antes de servir, sacar la carne de la nevera. • En el momento de servir, preparar una plancha a fuego medio-alto y colocarla en la mesa de servir. • Cada comensal saltea sus tiras de solomillo, al gusto (unos pocos segundos). • Enrollar cada tira de solomillo en hoja de lechuga.	1 2 3 4 5 6 7 **8** 9 10

La carne de conejo es una carne estupenda para el cerebro por su contenido en vitaminas, minerales y proteínas. Para finalizar, cuatro recetas utilizando distintas partes de un mismo conejo. Son muy sencillas de preparar.

CUATRO RECETAS DE UN CONEJO ENTERO

CÓMO TROCEAR EL CONEJO:
- Necesitarás un cuchillo que corte bien y una plancha de cortar.
- Cortar las cuatro patas y el cuello.
- Separar la carne del vientre (una capa fina a ambos lados del lomo).
- Abrir las costillas por el dorso.
- Extraer los riñones, el hígado y el corazón.
- Separar las costillas.
- Por último separar el lomo.

PATAS Y COSTILLAR DE CONEJO A LA CREMA DE MOSTAZA	CEREBRÓ-METRO

INGREDIENTES:
- Las patas delanteras y traseras, y el costillar del conejo
- Media taza de nata
- Media taza de caldo natural de pollo o vegetal
- Media taza de mostaza de Dijon (sin azúcar añadida)
- Un puerro grande picado
- Dos dientes de ajo picados
- Un *bouquet garni* (media cucharada de café de romero, media cucharada de café de tomillo, media cucharada de café de orégano, media cucharada de café de flor de lavanda seca)
- Dos cucharadas soperas de aceite de oliva
- Una pizca de sal y una pizca de pimienta negra para salpimentar

PREPARACIÓN:
- En una sartén, saltear a fuego medio-alto las patas del conejo con una cucharada sopera de aceite de oliva. Dorar por ambos lados dos minutos. Sacar de la sartén. Reservar.
- En la misma sartén, saltear con la otra cucharada de aceite de oliva el puerro y el ajo picados. Dorar cuatro o cinco minutos.
- Añadir el vino blanco y el caldo. Subir el fuego para que se evapore el alcohol del vino. Cocer dos o tres minutos.
- Incorporar la nata. Mezclar bien.
- Añadir la mostaza.
- Dejar cocer la mezcla cinco minutos.
- Batir la mezcla con el brazo de la batidora para crear una masa más homogénea.
- Añadir las hierbas aromáticas y mezclar bien.
- Devolver a la sartén la mezcla espesa. Incorporar la carne y salpimentar.
- Cocer a fuego medio con la sartén cubierta con una tapadera durante diez minutos.
- Remover de vez en cuando para que la mezcla no se adhiera a la sartén.
- Servir caliente.

FAJITAS DE CONEJO EN CHERMULA
(ENTRANTE PARA DOS PERSONAS)

CEREBRÓ-METRO

INGREDIENTES:
- Filetes (o fajitas) del vientre de conejo (da dos filetitos)
- Dos dientes de ajo picados
- Una cucharada de café de comino molido
- Una cucharada sopera de pimentón de la Vera
  (puedes mezclar ahumado y picante al gusto)
- Media cucharada sopera de azafrán de flor de cártamo
  (más económico que el azafrán y también saludable)
- Zumo de un limón
- Dos cucharadas soperas de cilantro fresco picado
- Una cucharada sopera de perejil fresco picado
- Media cucharada de aceite de oliva
- ¼ cucharada de café de sal de mar
- ¼ cucharada de café de pimienta negra molida

PREPARACIÓN:
- El día anterior, en un bol preparar el adobo de chermula, mezclando todos los ingredientes indicados.
- Colocar las fajitas del conejo y rebozarlas en la chermula.
- Macerar en nevera toda la noche.
- Al día siguiente, calentar una sartén a fuego medio-fuerte. Saltear las fajitas vuelta y vuelta, un minuto por cada lado.
- Servir inmediatamente.

SALTEADO DE ASADURAS EN VINO DE JEREZ
(ENTRANTE PARA DOS PERSONAS)

CEREBRÓ-METRO

INGREDIENTES:
- El corazón, hígado y riñones de un conejo (troceados)
- Un puerro grande picado
- Media cucharada de café de comino molido
- Media cucharada de café de cúrcuma
- Media cucharada de café de pimentón de la Vera ahumado
- Una taza de café de vino de Jerez (o vino blanco seco)
- Una cucharada sopera de aceite de oliva
- Unas hebras de azafrán
- Perejil fresco picado para servir

PREPARACIÓN:
- En una sartén, dorar el puerro a fuego medio-alto en el aceite de oliva.
- Añadir los trozos de vísceras.
- Subir ligeramente el fuego y saltear el conjunto, mezclando bien durante dos o tres minutos.
- Añadir el vino de Jerez. Mantener a fuego medio-fuerte removiendo de vez en cuando durante tres o cuatro minutos.
- Añadir las especias. Remover bien y dejar al fuego un minuto más.
- Servir caliente con el perejil fresco picado por encima.
- Al gusto, añadir unas gotitas de vinagre de Jerez para realzar el sabor.

LOMO DE CONEJO AL HORNO	CEREBRÓ-METRO

INGREDIENTES:
- Un lomo de conejo
- Tres tazas de leche entera (para la salmuera)
- Dos cucharadas de café de sal (para la salmuera)
- Media cucharada de aceite de oliva para saltear el lomo
- Para servir: un tomate picado, unas hojitas de albahaca picadas

PREPARACIÓN:
- El día anterior, preparar la salmuera de leche. Para ello, calentar la leche en un cazo a fuego moderado-alto, junto con la sal, removiendo hasta que la sal se disuelva. Dejar enfriar.
- Colocar el lomo en un recipiente, junto con la salmuera, una ramita de romero seco y unas hojas de salvia secas. Macerar toda la noche en nevera.
- Al día siguiente, sacar el lomo de la salmuera de leche. Secar ligeramente con papel secante.
- Precalentar el horno a 200° C.
- En una sartén, calentar a fuego medio-alto el aceite de oliva. Añadir el lomo y saltear por los cuatro costados, un minuto por lado para marcar la carne y que no se deshidrate al hornear.
- Colocar el lomo en una hoja de papel de horno. Envolver el lomo en papillote. Hornear durante diez o doce minutos a 200° C.
- Servir inmediatamente, acompañado de un picadillo de tomate y albahaca y una cucharadita de mostaza al gusto.

*H*emos llegado al final de este largo viaje por el maravilloso cerebro, sus cualidades, sus propiedades y sus necesidades. Es probable que tu cerebro a lo largo de la lectura se haya transformado; ha modificado sus circuitos neuronales. A lo mejor se han conseguido nuevos retos y motivaciones. Ya no es el mismo, y quizás habrá quedado huella en su impronta cerebral de algunos nuevos aprendizajes y otros estímulos de la memoria.

De cada persona depende alcanzar el bienestar para toda la vida. En esta empresa, el cerebro juega y jugará un papel primordial. Su cuidado físico, fisiológico y emocional es vital. Tú eres el mejor doctor.

«El doctor del futuro no tratará más al paciente con fármacos, sino que sanará y prevendrá enfermedades con la nutrición adecuada.»

THOMAS EDISON

Glosario

Amiloide (péptido beta-amiloide). Pequeño fragmento de proteína que producen las neuronas. Por diversas causas, aún en estudio, este péptido es capaz de autoagregarse cuando se produce de manera abundante, creando agregados insolubles o placas seniles. Se depositan en la parte exterior de las neuronas, pudiendo producir su muerte. Estos eventos se han relacionado con el desarrollo de la patología del alzhéimer.

Astrocitos. Son células del sistema nervioso que cooperan con muchas de las funciones de las neuronas. Se llaman así porque su forma recuerda la de una estrella. Estas células se encargan de la regulación del paso de nutrientes hacia el cerebro y las neuronas. Los astrocitos también facilitan la regeneración de las conexiones neuronales en caso de déficits por causas accidentales o patológicas.

Axón. Parte de la neurona que se extiende desde el cuerpo neuronal (desde milímetros hasta casi un metro). Se denomina fibra nerviosa.

Barrera hematoencefálica. Barrera selectiva entre el sistema nervioso central y el sistema circulatorio de la sangre periférica (la del resto del cuerpo). Está formada por una compleja red de células que restringen de manera muy selectiva el paso de moléculas. Impiden que lleguen al cerebro sustancias tóxicas y patógenos, y reducen el riesgo de infecciones.

Cetona. Compuesto orgánico que se produce metabólicamente en el organismo a partir de las grasas en circunstancias en las que no hay carbohidratos suficientes disponibles. Por ejemplo, la cetoacidosis (aumento de cetonas en la sangre) puede ocurrir como consecuencia de un aumento de la glucemia en sangre, debido a una infección, estrés o en personas diabéticas con bajos niveles de insulina. En los recién nacidos, las cetonas se utilizan como soporte metabólico energético en las células del cerebro. Son necesarias para la biosíntesis de grasas y aminoácidos que el cerebro precisa para su desarrollo.

Estrés oxidativo. Proceso que cursa con un aumento de las especies reactivas de oxígeno (radicales libres y otros residuos oxidativos) como consecuencia de la respiración en las células. Estos productos se producen de manera natural, pero su acumulación puede resultar tóxica para las células. El organismo cuenta con sistemas de defensa antioxidante para eliminar estos residuos. No obstante, cuando fallan estos sistemas, o cuando el acúmulo es mayor que el proceso de detoxificación, se puede producir muerte celular. El aumento del estrés oxidativo se ha asociado con el envejecimiento y la muerte celular.

Ictus. Nombre genérico para denominar un grupo de patologías cerebrovasculares que afectan a la red de vasos sanguíneos del cerebro. También se conocen como embolias o infarto cerebral. Se producen por roturas en un vaso sanguíneo o por una obstrucción del vaso por coágulos sanguíneos. Provoca una falta de riego sanguíneo en las células del cerebro, como consecuencia de aterosclerosis, aumento de la presión sanguínea o por trombos originados en el corazón que se desplazan al cerebro. El ictus es relativamente frecuente (18 por ciento de la población sufre un ictus a lo largo de su vida), si bien muchas veces se desconocen las causas que lo provocan. La carencia de vitamina B9 (ácido fólico) aumenta el riesgo de ictus.

Inflamación. Proceso en el organismo de manera localizada como consecuencia de cambios (agresiones físicas, químicas o de microorganismos) en el entorno de la zona afectada que pueden repercutir en su estructura y buen funcionamiento. Cursan con la secreción de sustancias que producen un aumento de volumen y de la temperatura local. Algunas de las sustancias secretadas activan el sistema inmunitario, que es el encargado de eliminar los posibles patógenos o sustancias nocivas que puedan estar afectando nuestras células endógenas. En circunstancias normales, los procesos inflamatorios son temporales y la zona afectada recupera su estado normal tras la eliminación del agente causante de la inflamación. Sin embargo, en algunos casos, se puede producir una inflamación crónica, transformándose en un proceso patológico. Muchas de las enfermedades del sistema nervioso, como el alzhéimer, párkinson, demencias en general, esclerosis múltiple, ictus, etcétera cursan con procesos inflamatorios.

Isquemia cerebral. La isquemia cerebral o cerebrovascular ocurre como consecuencia de una obstrucción de los vasos sanguíneos que irrigan alguna región del cerebro. La pérdida de circulación produce una reducción temporal o permanente del suministro de oxígeno y nutrientes en las neuronas y células del cerebro en la zona afectada. Puede producir muerte de las neuronas y pérdida de funciones cerebrales si la lesión es irreversible.

Lactato. Forma molecular del ácido láctico, que se produce a partir de la fermentación láctica, reacción metabólica que convierte el azúcar de la leche o el almidón en lactato gracias a la presencia de bacterias como *Lactobacillus*. En el organismo, se produce un aumento de ácido láctico en los músculos como consecuencia del ejercicio. Se libera a la sangre, incrementando momentáneamente su concentración, hasta que se metaboliza en el hígado que lo transforma en glucosa.

Microglía. Son células encargadas de la eliminación de residuos y de la defensa inmune del cerebro frente a posibles patógenos.

Mielina. Formación de lípidos y proteínas que se produce a partir de las membranas de las neuronas y recubre los axones. Este recubrimiento se produce de manera discontinua. Sirve para que la transmisión del impulso nervioso a lo largo de los nervios se efectúe a mayor velocidad.

Nervio vago. El nervio más importante del sistema nervioso autónomo. Participa en la regulación del reposo y la digestión. Se extiende desde la zona del cuello hasta el intestino, pasando por el esófago, los bronquios, el estómago, el páncreas, el hígado y el intestino.

Neurona. Células especializadas en la comunicación que forman parte esencial del sistema nervioso. Constan de un cuerpo celular (que forma la sustancia gris), que proporciona gran parte de los nutrientes necesarios para la vida de la neurona. Tiene dendritas, que son múltiples prolongaciones ramificadas desde el cuerpo neuronal, que constituyen las áreas receptoras de la neurona y están en contacto con otras neuronas en miles de puntos distintos. Cada neurona tiene además un axón, que se prolonga fuera del cuerpo neuronal.

Neuronas espejo. Este tipo de neuronas se descubrieron a principio de los años noventa. Se trata de un grupo de neuronas ubicadas en áreas particulares del cerebro, como EL ÁREA DE BROCA y de la corteza parietal. Actúan imitando o reflejando el movimiento o respuesta que otra persona está efectuando. De ahí deriva su nombre de «espejo», como una imagen especular de las acciones de la persona observada. La neurociencia considera que estas neuronas representan la capacidad de empatía y están ligadas a las habilidades sociales.

Neurotransmisores. Moléculas de pequeño tamaño que se producen en las neuronas y se almacenan en pequeñas vesículas. Cuando la neurona se estimula por impulsos eléctricos y químicos, se libera el neurotransmisor al espacio exterior. Interacciona con las neuronas colindantes, comunicando de esta manera el estímulo recibido.

Oligodendrocitos. Células abundantes en el cerebro. No son neuronas. Se encargan de varias funciones importantes, entre las que se encuentra formar las vainas de mielina en el cerebro.

Placas seniles. Agregados insolubles formados por el péptido beta-amiloide (ver amiloide) que se deposita en la superficie de las neuronas impidiendo su funcionamiento. En los cerebros de personas con alzhéimer las placas seniles suelen ser muy abundantes.

Plasticidad sináptica. Hace referencia a los cambios que tienen las sinapsis entre las neuronas. Puede incorporar nuevas conexiones con otras neuronas. Tiene un papel central en los mecanismos de memoria y aprendizaje.

Prebióticos. Polisacáridos y otros azúcares complejos de digestión lenta que alimentan selectivamente a grupos de microorganismos beneficiosos que habitan en el intestino.

Probióticos. Preparados comerciales de microorganismos vivos, como bacterias fermentativas, que pueden aportar un suplemento beneficioso para la microbiota intestinal. Pueden añadirse a alimentos o como suplementos nutricionales.

Sinapsis. Zona de interacción entre dos neuronas que transfieren información en sus diversas ramificaciones (dendritas o axón). También puede ser la zona de interacción entre las neuronas y el músculo.

Sistema inmune. Se encarga de defender contra todo agente extraño al organismo, desde microorganismos a células cancerígenas. Produce anticuerpos. Tiene varios órganos linfoides que cumplen varias funciones, así como un conjunto de vasos linfáticos en contacto con la sangre por el que circulan nuestras células inmunitarias.

Sistema nervioso autónomo. Parte del sistema nervioso que se encarga, entre otros, del funcionamiento del sistema digestivo y de los procesos digestivos. También regula otras funciones de tipo «involuntario» como la respiración, la circulación de la sangre y la excreción de residuos por parte del intestino y del riñón.

Sustancia blanca. Conjunto de axones o fibras nerviosas que salen y vuelven de las neuronas, y se ubican en la zona más interior del cerebro. Tiene color blanquecino debido a las vainas de mielina que las rodean.

Sustancia gris (o materia gris). Compuesta por los cuerpos de las neuronas, que tienen un tono de color grisáceo. Se ubican fundamentalmente en la zona más externa del cerebro.

Componentes neurosaludables.
¿Dónde encontrarlos?

Ácido docosahexaenoico (DHA) y ácido eicosapentaenoico (EPA) (ácidos grasos omega-3): el DHA junto con el EPA son componentes esenciales de las membranas de las células del organismo. El cerebro es el órgano más enriquecido en DHA. La adecuada proporción de estos ácidos grasos en las neuronas es esencial para su correcto funcionamiento. Además, contribuyen a evitar la inflamación que cursa con muchas enfermedades neurodegenerativas.

Son abundantes en los pescados (sobre todo los pescados azules) y en general en fuentes marinas y de agua dulce.

Los granos de lino son también muy ricos en estos ácidos grasos, pero debes machacarlos o molerlos, porque la cubierta de estos granos no es capaz de digerirse por nuestro intestino.

Otra fuente de ácidos grasos insaturados son las nueces y alubias rojas. Las nueces contienen además algunos minerales que se necesitan para la comunicación entre las neuronas, como el potasio, el calcio, el fósforo, el zinc.

Ácido glutámico (o glutamato): es un aminoácido no esencial (nuestro organismo lo produce), precursor del ácido gamma-aminobutírico (o GABA), que es el principal neurotransmisor inhibidor del cerebro. La carencia de este aminoácido produce falta de atención y deterioro de la memoria y del aprendizaje. El ácido glutámico se encuentra en los huevos, las carnes magras (pollo, pavo, cerdo), las semillas de sésamo, los quesos (requesón, queso fresco y curado) y pescados (bacalao, rape, salmón).

Ácidos grasos insaturados: los ácidos grasos insaturados son solubles a temperatura ambiente (aceites). Muy abundantes en el cerebro, donde contribuyen a su buen funcionamiento. Uno de sus representantes es el ácido oleico (comúnmente llamado omega-9) abundante en el aceite de oliva, el aguacate, las nueces, los anacardos, los pistachos, las avellanas, los piñones, las nueces.

El aceite de oliva contiene además oleocantal y flavonoides, con excelentes propiedades antiinflamatorias y antioxidantes. Las nueces también contienen omega-3, esencial para el funcionamiento cerebral. Los pistachos son además ricos en vitamina E, un excelente antioxidante natural.

Agua: el cerebro y sus neuronas están compuestos fundamentalmente de agua. No olvides beber suficiente agua para que tu cerebro funcione bien.

Almidón: hidrato de carbono natural de asimilación lenta, formado fundamentalmente por largas cadenas de glucosa. Es abundante en muchos cereales de grano entero (de trigo, maíz, avena, cebada, centeno, espelta), en granos (arroz, tapioca, quinoa, sémola), pastas hechas a base de cien por cien grano de cereal molido, en legumbres (garbanzos, lentejas, alubia blanca y negra, habas). También es abundante en especias como el azafrán, el orégano y en frutos secos como la castaña, el anacardo, las pipas de girasol.

Aminoácido: pequeñas moléculas (veinte tipos distintos en total) que se combinan en largas cadenas para formar las proteínas. Ocho de ellos son aminoácidos esenciales que hay que incorporar a la dieta porque el organismo no los produce.

Beta-caroteno (provitamina A): compuesto con propiedades antioxidantes. Es precursor de la vitamina A. Cuando se consumen alimentos ricos en beta-caroteno, se transforma en vitamina A en el intestino. Se encuentra en hortalizas y frutas de color naranja, como calabaza, zanahoria, batata, boniato, pimiento rojo, pimentón, papaya, mango, caqui, melocotón, níspero y albaricoque. También es abundante en las espinacas, brécol (o brócoli), acelga, berros, alcachofas y espárragos.

Cafeína y polifenoles del café: el café contiene polifenoles, antioxidantes beneficiosos para la salud. La cafeína y el ácido cafeico presentes en el café (una o dos tazas/día) contribuyen a fomentar la memoria y ayuda a proteger nuestras neuronas, sobre todo las dopaminérgicas afectadas en el párkinson. ¡Tómalo sin azúcar!

Calcio: molécula esencial para que las neuronas liberen neurotransmisores para comunicarse entre ellas. Es abundante en semillas y especias como el sésamo, el orégano, el tomillo, el eneldo, la canela, el comino, el laurel, el perejil y el ajo en polvo.

Clorofila: fuente importante de oxígeno para el cerebro. Aporta el color verde a las plantas, así que es rico en las verduras (espinaca, acelga, lechuga, escarola), en las algas y en las hierbas aromáticas (perejil, tomillo, romero, salvia, albahaca).

Cobre: micronutriente mineral necesario para fomentar la actividad de las proteínas antioxidantes de las células y combatir el estrés oxidativo. Es abundante en los quesos, el yogur, las ostras, el hígado de vaca/buey/cerdo, la soja, las lentejas.

Coenzima Q10 (coenzima Q): molécula soluble en grasa, por lo que se encuentra de manera abundante en alimentos aceitosos. En particular, los pescados grasos (sardina, caballa, chicharro, boquerón, atún, arenque), los frutos secos (nuez, cacahuete, pistacho, avellana, semilla de sésamo) y en el hígado y corazón de vaca/buey/cerdo.

Colesterol: aunque sea impopular por su relación con las enfermedades cardiovasculares, la carencia de colesterol en el cerebro afecta a la memoria y está relacionada con el desarrollo de alzhéimer. Una fuente saludable de colesterol es la yema de huevo, que además contiene luteína, buena para la memoria.

Colina: molécula componente esencial de algunos de los lípidos abundantes en la membrana de las neuronas. También es parte del neurotransmisor acetilcolina, que desempeña papeles importantes en las actividades del pensamiento, la memoria y el aprendizaje. La falta de colina puede provocar trastornos tanto en el cerebro como afecciones de hígado y riñón. Es abundante en las setas, los huevos, frutos secos (almendras, cacahuetes), las semillas de amaranto, el arroz integral, la quinoa, las verduras crucíferas (brécol o brócoli, coliflor, col, coles de Bruselas), otros vegetales como la lechuga, la remolacha, el apio, la zanahoria, la espinaca, el bacalao, el tofu y la lecitina de soja, las vísceras (hígado y riñones).

Compuestos organoazufrados naturales: moléculas naturales con alto contenido en proteínas azufradas. Estos compuestos tienen excelentes propiedades neuroprotectoras y antiinflamatorias. Los compuestos azufrados se encuentran en el ajo (rico en aliína), la cebolla, el cebollino y los puerros. La cebolla también contiene quercetina, un pigmento natural neurosaludable.

Para evitar que las proteínas azufradas resulten indigestas cuando se toman en crudo, se pueden macerar el ajo y la cebolla picados en zumo de limón durante unos minutos.

Curcumina: principio activo de la cúrcuma con excelentes efectos beneficiosos para el cerebro. Es antiinflamatorio, fomenta la regeneración neuronal, es un potente antioxidante y protege las neuronas en algunas enfermedades como el alzhéimer y el párkinson. Sin embargo, a dosis muy altas puede ser neurotóxico, aunque el organismo lo degrada en una alta proporción.

Etanol: a bajas dosis (nueve vasos de vino o siete pintas de cervezas de 5,2° de alcohol por semana), el alcohol es neuroprotector y mejora las funciones cognitivas (memoria y aprendizaje). Su consumo se debe hacer en bebidas no azucaradas y con moderación. Lo ideal es el vino tinto.

Epigalatos del té verde: el principal componente activo del té verde es el galato de epigalocatequina, un potente antioxidante que ayuda a eliminar los residuos tóxicos del estrés oxidativo producidos por la alta actividad neuronal. Los epigalatos actúan como agentes protectores de las neuronas frente a toxinas, en particular en enfermos de párkinson. También el té verde activa la vía «no amiloide» en un modelo de síndrome de Down, lo que sugeriría un efecto neuroprotector frente a la enfermedad de alzhéimer.

Flavonoides en general: polifenoles con propiedades antioxidantes que contribuyen a reducir los efectos del estrés oxidativo derivado de la alta actividad de nuestras neuronas. También tienen propiedades antiinflamatorias y mejoran las funciones cognitivas. Son abundantes en los frutos de colores llamativos, como los frutos del bosque (arándanos, moras, frambuesas, fresas, grosellas, uvas).

La quinoa también contiene flavonoides como la quercetina y el kaempferol, potentes antioxidantes, si bien no se debe abusar de su consumo para no desequilibrar la proporción omega-6/omega-3 con efectos proinflamatorios.

Fósforo: micronutriente necesario para la actividad neuronal y para el metabolismo energético de todas las células del organismo. El fósforo es abundante en los quesos, los huevos, los cereales sin modificar (salvado de trigo, germen de trigo), y los frutos secos (habas secas, pipas de girasol, piñones, pipas de calabaza).

Genisteína: flavonoide fitoestrógeno (estrógenos similares a los de humanos que se encuentran en plantas) con demostradas propiedades neuroprotectoras. Es abundante en el germen de soja, la soja, el tofu, los altramuces, las habas y los frijoles.

Hierro: componente esencial de las células sanguíneas para transportar el oxígeno a nuestras células (y por ende a nuestras activas neuronas). Contribuye al funcionamiento de proteínas antioxidantes de nuestras células que contrarrestan el estrés oxidativo. Es abundante en el perejil, tomillo, comino, orégano, eneldo, laurel, albahaca, canela, curry, guindilla, pimienta negra, judías blancas, lentejas, garbanzos, semilla de soja, guisantes, almejas, berberechos, mejillones, algas de mar, hígado de pollo y de ternera, espinacas, acelgas, yema de huevo.

Licopeno: carotenoide con propiedades antioxidantes y antiinflamatorias. Reduce la neurodegeneración producida por las toxinas y protege a las neuronas. Es abundante en el tomate, la sandía y la papaya.

Luteína: molécula con propiedades antioxidantes, beneficiosa para las funciones de la memoria y como preventivo de neurodegeneración tipo alzhéimer. Es abundante en la yema de huevo, los guisantes, el pimiento rojo y el maíz.

Magnesio: elemento químico que contribuye al funcionamiento cerebral, en particular la memoria. Es además antidepresivo. Es abundante en los frutos secos (pipas de calabaza, pipas de girasol, almendras, piñones, anacardos), semillas (de sésamo, de girasol, de lino), los quesos, en especias y hierbas aromáticas (albahaca, comino, eneldo, orégano) y el salvado de trigo.

Manganeso: elemento químico que contribuye a la actividad antioxidante necesaria para evitar el estrés oxidativo, nocivo para nuestra salud. Es abundante en los mejillones, ostras, piñones, granos de sésamo, almendras, pistachos, alubias blancas y espinacas.

Potasio: molécula necesaria para la propagación de los impulsos nerviosos. La falta de potasio produce fatiga, mareos, alucinaciones e incluso pérdida del conocimiento. Es abundante en el café, el azafrán, el comino, el pimentón, la guindilla, el orégano, el curry, el chocolate, la pimienta negra y las legumbres.

Resveratrol: excelente fenol natural con propiedades antiinflamatorias, antioxidantes y un gran aliado de tu sistema inmune. Mejora las funciones cognitivas. Se encuentra en la piel de frutos del bosque como arándanos, frambuesas, moras y las uvas, y en el coco. Es abundante en el vino tinto y neuroprotector en consumo moderado.

Selenio: elemento químico necesario para la función neuronal. Abundante en las pipas de girasol, el salvado de trigo, el bacalao, el pollo y la carne de vacuno.

Sesamol: componente del sésamo (aceite y semillas) con excelentes propiedades antioxidantes y antiinflamatorias. Atenúa los trastornos de memoria provocados tras la exposición al aluminio y por los efectos nocivos de las dietas ricas en grasas y azúcares refinados.

Shogaol del jengibre: componente activo del jengibre, con propiedades antioxidantes, antiinflamatorias y neuroprotectoras. Se incorpora en muchas recetas con ajo o cebolla, ya que combina muy bien con ambos.

Sodio: necesario para la comunicación entre las neuronas y la propagación de la información a través de los nervios. La falta de sodio está asociada al cansancio, pérdida de la memoria y capacidad de aprendizaje, y falta de motivación. Es abundante en la sal común de mesa (sin sobrepasar los 4 gramos al día), quesos, berberechos, ostras, anchoas, alcaparras, salsa de soja, mostaza, chucrut, pepinillos.

Teobromina (componente activo del cacao puro): contribuye a mejorar la circulación sanguínea en el cerebro. El chocolate negro también contiene potasio y fósforo, que contribuyen al funcionamiento de las neuronas. Mejor tomarlo con poco azúcar. Si te acostumbras a su delicioso sabor amargo y aromático comprobarás que es un deleite tomarlo sin azúcar.

Tirosina y fenilalanina: aminoácidos muy importantes para el cerebro. Actúan como precursores de los neurotransmisores denominados catecolaminas (dopamina, adrenalina y noradrenalina). La dopamina se encuentra muy deficitaria en personas con párkinson. La fenilalanina es un aminoácido esencial a partir del cual se forma la tirosina. Las fuentes ricas en tirosina y fenilalanina son los espárragos, los frutos secos (almendras, cacahuetes), legumbres (soja, habas, garbanzos, lentejas), semillas (de sésamo y de calabaza), los huevos, las carnes magras (aves de corral, cerdo), carne de caza y pescados (atún, salmón, bacalao). El consumo elevado de fenilalanina está desaconsejado en personas que padecen fenilcetonuria, enfermedad metabólica.

Triptófano: aminoácido esencial. Es el precursor de la síntesis de los neurotransmisores serotonina y melatonina. Su carencia produce estrés, ansiedad, insomnio, irritabilidad y trastornos emocionales. El triptófano es abundante en los huevos, los cereales sin azúcar y de grano entero (trigo, copos de avena, maíz, arroz sin modificar), los frutos secos (almendras, cacahuetes, pipas de calabaza, anacardo), las semillas (de sésamo, de girasol, fenogreco, amaranto), carnes magras y rojas (pollo, buey, vaca), pescados (atún, salmón), el chocolate negro (sin azúcar) y el requesón. Las dietas ricas en triptófano están desaconsejadas en personas que sufren migrañas.

Vitamina A, vitaminas del complejo B (B1, B6, B9, B12) **y vitamina D:** estas vitaminas contribuyen al buen funcionamiento del cerebro. En particular, las personas con enfermedades neurodegenerativas asociadas al envejecimiento tienen carencia de las vitaminas del grupo B y la vitamina D, y esta vitamina es deficiente en enfermos que padecen esclerosis múltiple. Se ha demostrado que mejoran la memoria y el aprendizaje.

La vitamina A es abundante en las hortalizas y frutas de color naranja (zanahorias, calabaza, papaya, mandarina, mango), en el hígado de bacalao, en el eneldo, el orégano, el perejil. También es abundante en la mantequilla y los lácteos, en particular los quesos, pero se deben consumir con moderación. Por otra parte, las espinacas, grelos, rúcula contienen vitamina A y vitaminas del grupo B.

La vitamina B1 es abundante en la carne de cerdo alimentado con piensos naturales.

La vitamina B9 o ácido fólico es esencial para eliminar productos metabólicos que pueden ser tóxicos, como la homocisteína. El ácido fólico lo encontramos en las legumbres, las pipas de girasol, los huevos, la soja y muchas verduras (espinacas, escarola).

La vitamina B12 es abundante en las legumbres, las carnes de pollo, pavo, los huevos, quesos, el hígado, los frutos secos y los pescados azules. Si tu bolsillo te lo permite, también puedes consumir ostras, jamón ibérico, caviar y percebes, alimentos ricos en esta vitamina.

La vitamina D es abundante en muchos pescados (sardina, boquerón, arenque, anchoa, angula, atún, bonito, salmón, palometa, jurel, dorada, salema, congrio, pez espada, bacalao), en el aceite de hígado de bacalao y en la yema de huevo.

Vitamina E: potente antioxidante natural, que actúa como neuroprotector y contribuye al mantenimiento del cerebro y de la memoria. No es soluble en agua, por lo que es abundante en aceites (aceite de girasol, de colza, de palma, de lino) y en frutos secos (pistachos, pipas de girasol, almendras, avellanas, cacahuetes).

Xantohumol del lúpulo: sustancia que se encuentra en el lúpulo utilizado en la cerveza. Según algunos estudios, puede tener efectos beneficiosos para el cerebro. Sin abusar, una cerveza es excelente. Si además se combina con boquerones, aceitunas o nueces se convierte en muy neurosaludable.

Yodo (o yoduro): micronutriente esencial para el desarrollo y mantenimiento del cerebro. Participa en la producción de ácidos grasos esenciales para el cerebro. Es abundante en productos de origen marino como moluscos y crustáceos (gamba, berberecho, chirla, almeja, langostino, camarón, mejillón, vieira), las huevas de pescado, el pulpo, el calamar, el chipirón, la sepia, el bacalao, el salmonete, el boquerón y la caballa.

Zinc: elemento químico que ejerce efectos positivos en la memoria y el aprendizaje. Además, es antidepresivo. Abundante en las ostras, los quesos curados, los anacardos, los piñones, las pipas de calabaza, el orégano, la albahaca, el pimentón, la soja, el salvado de trigo, los altramuces, las semillas de lino (machacadas), la carne de cordero y la de buey.

El atlas cerebral

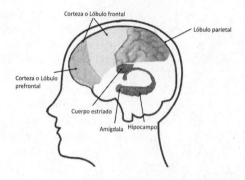

Corteza o Lóbulo frontal

Lóbulo parietal

Corteza o Lóbulo prefrontal

Cuerpo estriado

Amígdala   Hipocampo

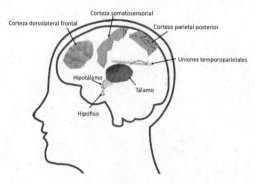

Corteza somatosensorial

Corteza dorsolateral frontal

Corteza parietal posterior

Uniones temporoparietales

Hipotálamo

Tálamo

Hipófisis

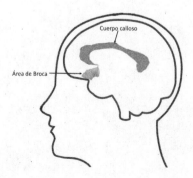

Cuerpo calloso

Área de Broca

Bibliografía

Amadieu, C., Lefèvre-Arbogast, S., Delcourt, C., Dartigues, J. F., Helmer, C., Féart, C. y Samieri, C. «Nutrient biomarker patterns and long-term risk of dementia in older adults». *Alzheimers Dement.* 2017. pii: S1552-5260(17)30086-9.

Aragno, M. y Mastrocola, R. «Dietary sugars and endogenous formation of advanced glycation endproducts: Emerging mechanisms of Disease». *Nutrients.* 2017. 9: 385-405. ISSN: 2072-6643.

Avalós, S. *Alimenta tu cerebro. Nutrientes necesarios para dieta neuroprotectora.* RBA Libros. Barcelona, 2014. ISBN: 97884155 41851.

Avalós, S. *Dieta antiinflamatoria. Productos para evitar la inflamación crónica.* RBA Libros. Barcelona, 2014. ISBN: 9788415541 875.

Ávila-Nava, A., Noriega, L. G., Tovar, A. R., Granados, O., Pérez-Cruz, C., Pedraza-Chaverri, J. y Torres, N. «Food combination based on a pre-hispanic mexican diet decreases metabolic and cognitive abnormalities and gut microbiota dysbiosis caused by a sucrose-enriched high-fat diet in rats». *Molecular Nutrition & Food Research,* 2017. 61(1):1-13. ISSN: 1613-4133.

Baron-Cohen, S. *The Science of Evil: On empathy and the origins of human cruelty.* Basic Books. New York, 2011.

Berman, J., Tavor, Z., Wexler, N., I., Stein, Y., Shefi, N., Pool, J., Urchs, S., Margulies, D., Liem, F., Hänggi, J., Jäncke, L. y Assaf, Y. «Sex beyond the genitalia: The human brain mosaic». *Proceedings of the National Academy of Science.* EE.UU., 2015. 112(50):15468-73. ISSN: 1091-6490.

Bonder, M. J., Tigchelaar, E. F., Cai, X., Trynka, G., Cenit, M. C.,

Hrdlickova, B., Zhong, H., Vatanen T., Gevers, D., Wijmenga, C., Wang, Y. y Zhernakova, A. «The influence of a short-term gluten-free diet on the human gut microbiome». *Genome Medical*. 2016. 8(1):45. ISSN: 1756-994X.

Bradbury, J. «Docosahexaeonic acid (DHA): An ancient nutrient for the modern human brain. Nutrients». *Open access*. 2011. ISSN: 2072-6643.

Bray, G. A., Nielsen, S. J. y Popkin, B. M. «Consumption of high-fructose corn syrup in beverages may play a role in the epidemic of obesity». *The American Journal of Clinical Nutrition*. 2004. 79:537-543. ISSN: 0002-9165.

Cahill, L. «His brain, her brain». *Scientific American Mind*. 2012. ISSN: 0036-8733.

Canerina-Amaro, A., Hernandez-Abad, L. G., Ferrer, I., Quinto-Alemany, D., Mesa-Herrera, F., Ferri, C., Puertas-Avendano, R. A., Díaz, M. y Marín, R. «Lipid raft ER signalosome malfunctions in menopause and Alzheimer's disease». *Frontiers in Bioscience* (Schol Ed). 2017. 9: 111-126. ISSN: 1093-9946.

Carrizo, S. L., Montes de Oca, C. E., Laiño, J. E., Suárez, N. E., Vignolo, G., LeBlanc, J. G. y Rollán, G. «Ancestral Andean grain quinoa as source of lactic acid bacteria capable to degrade phytate and produce B-group vitamins». *Food Research International*. 2016. 89 (Pt 1):488-494. ISSN: 0963-9969.

Casañas-Sánchez, V., Pérez, J. A., Quinto-Alemany, D. y Díaz, M. «Sub-toxic ethanol exposure modulates gene expression and enzyme activity of antioxidant systems to provide neuroprotection in hippocampal HT22 cells». *Frontiers in Physiology*. 2016. 7: 312-317. ISSN: 2296-4185.

Coulson, E. J. y Bartlett, P. «An exercise path to preventing Alzheimer's Disease». *Journal of Neurochemistry*. 2017. 142: 191-193. ISSN: 1471-4159.

Cudeiro Mazaira, F. J. *Paladear con el cerebro*. Los libros de la Catarata. Madrid, 2012. ISBN: 978-84-8319-719-6.

De Palma, G., Nadal, I., Collado, M. C. y Sanz, Y. «Effects of a gluten-free diet on gut microbiota and immune function in healthy adult human subjects». *British Journal of Nutrition*. 2009. 102(8):1154-60. ISSN: 0007-1145.

Fine, C. *Cuestión de sexos*. Roca Editorial. Barcelona, 2011. ISBN: 978-84-991-8241-4.

Han, E. y Powell, L. M. «Consumption patterns of sugar sweetened beverages in the United States». *Journal of the Academy of*

Nutrition and Dietetics. 2013. 113: 45-53. ISSN: 2212-2672.

Harari, Y. N. *Homo Deus*. Debate. Barcelona, 2016. ISBN: 978-84-999-2671-1.

Henri, J. *Come bien hoy, vive mejor mañana*. Editorial Planeta. Barcelona, 2017. ISBN: 978-84-08-17533-9.

Joordens, J. C., Kuipers, R. S., Wanink, J. H. y Muskiet, F. A. «A fish is not a fish: patterns in fatty acid composition of aquatic food may have had implications for hominin evolution». *Journal of Human Evolution*. 2014. 77: 107-116. ISSN: 0047-2484.

Kaur Braar, S. y Kaur Gurpreet Singh Dillon, S. *Nutraceuticals and Functional Foods. Natural remedy*. Nova Science Publishers Inc., New York, 2014. ISBN: 978-1-62948-793-9.

Kiefer, I. y Zifko, U. *Alimenta tu cerebro. Brainfood, el cerebro en forma*. Ediciones Obelisco. Barcelona, 2011. ISBN: 978-84-977-7030-8.

Krause, A. J., Simon, E. B., Mander, B. A., Greer, S. M., Saletin, J. M., Goldstein-Piekarski, A. N. y Walker, M. P. «The sleep-deprived human brain». *Nature Reviews*. 2017. 18(7): 404-418. ISSN: 1471-003X.

Kuptsova, S. V., Ivanova, M. V., Petrushevskiy, A. G., Fedina, O. N. y Zhavoronkova, L. A. «Sex and age-related characteristics of brain functioning during task switching (fMRI study)». *Human Physiology*. 2016. 42: 361-370. ISSN: 0362-1197.

Manes, F. y Niro, M. *Usar el cerebro. Conocer nuestra mente para vivir mejor*. Espasa libros. Madrid, 2015. ISBN: 978-84-493-3085-8.

Marín, R., Fabelo, N., Martín, V., García-Esparcia, P., Ferrer, I., Quinto-Alemany, D. y Díaz M. «Anomalies occurring in lipid profiles and protein distribution in frontal cortex lipid rafts in dementia with Lewy bodies disclose neurochemical traits partially shared by Alzheimer's and Parkinson's diseases». *Neurobiology of Aging*. 2017. 49: 52-59. ISSN: 1558-1497.

Marín, R., Fabelo, N., Fernández-Echevarría, C., Canerina-Amaro, A., Rodríguez-Barreto, D., Quinto-Alemany, D., Mesa-Herrera, F. y Díaz, M. «Lipid raft alterations in aged-associated neuropathologies». *Current Alzheimer Research*. 2016. 13(9):973-984. ISSN: 1875-5828.

Martín-Peláez, S., Mosele, J., Pizarro, N., Farràs, M., de la Torre, R., Subirana, I., Pérez-Cano F. J., Castañer, O., Solà, R., Fernández-Castillejo, S., Heredia, S., Farré, M., Motilva, M. J. y Fitó, M.

«Effect of virgin olive oil and thyme phenolic compounds on blood lipid profile: implications of human gut microbiota». *European Journal Nutrition*. 2017. 56(1):119-131. ISSN: 1436-6207.

Mattson, M. P. «Lifelong brain health is a lifelong challenge: From evolutionary principles to empirical evidence». *Ageing Research Review*. 2015. 0:37-45. ISSN: 1568-1637.

Merleau-Ponty, M. *Phénoménologie de la perception*. Éditions Gallimard. París, 1945. ISBN: (edición Routledge).

Mora Teruel, F. *¿Se puede retrasar el envejecimiento del cerebro?* Alianza Editorial. Madrid, 2010. ISBN: 978-84-206-6462-0.

Mu C., Yang Y. y Zhu, W. «Gut microbiota: The brain peacekeeper». *Frontiers of Microbiology*. 2016. 7: 1-11. ISSN: 1664-302X.

Pensini, M., Bramanti, A., Cantone, M., Pennisi, G., Bella, R. y Lanza, G. «Neurophysiology of the "Celiac Brain": Disentangling Gut-Brain Connections». *Frontiers of Neuroscience*. 2017. 11: 1-13. doi: 10.3389/fnins.2017.00498.

Perlmutter, D. *Cerebro de pan*. Grijalbo. Barcelona, 2013. ISBN: 978-84-663-3468-6.

Perlmutter, D. *Alimenta tu cerebro*. Grijalbo. Barcelona, 2016. ISBN: 978-84-253-5348-2.

Rabbit, P. *The aging mind. An owner's manual*. Routledge. Londres, 2015. ISBN: 978-1-1388-1237-6.

Syahrul Anwar Zainuddin, M. y Thuret, S. «Nutrition, adult hippocampal neurogenesis and mental health». *British Medical Bulletin*. 2012. 103: 89-114. ISSN: 0007-1420.

— «The new science of the brain». *National Geographic*. 2014. ISSN: 0027-9358.

Toop, C.R., Muhlhausler, B.S., O'Dea, K. y Gentili, S. . «Impact of perinatal exposure to sucrose or high fructose corn syrup (HFCS-55) on adiposity and hepatic lipid composition in rat offspring». *Journal of Physiology*. 2017. ISSN: 0022-3751.

Voegtlin, W.L. *The Stone Age Diet*. Vantage Press. Nueva York, 1975.

Walker, M. *Why we Sleep: The new science of sleep and dreams*. Allen Lane. Londres, 2017. ISBN: 978-02-412-6906-0.

ESTE LIBRO UTILIZA EL TIPO ALDUS, QUE TOMA SU NOMBRE

DEL VANGUARDISTA IMPRESOR DEL RENACIMIENTO

ITALIANO ALDUS MANUTIUS. HERMANN ZAPF

DISEÑÓ EL TIPO ALDUS PARA LA IMPRENTA

STEMPEL EN 1954 COMO UNA RÉPLICA

MÁS LIGERA Y ELEGANTE DEL

POPULAR TIPO

PALATINO.